U0189006

EBERS

翻 开 生 命 新 篇 章

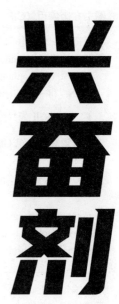

兴奋剂

现代体育的光与影

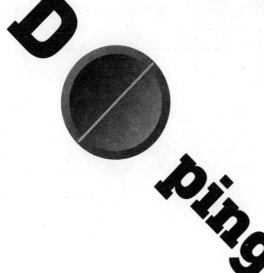

［英］
艾普丽尔·亨宁
保罗·迪米奥
—
著

阎少华
—
译

科学普及出版社
·北京·

April Henning
Paul Dimeo

A Sporting History

图书在版编目（CIP）数据

兴奋剂：现代体育的光与影 /（英）艾普丽尔·亨宁（April Henning），（英）保罗·迪米奥（Paul Dimeo）著；阎少华译 . — 北京：科学普及出版社，2023.6

书名原文：Doping:a Sporting History

ISBN 978-7-110-10574-0

Ⅰ.①兴… Ⅱ.①艾… ②保… ③阎… Ⅲ.①兴奋剂－药学史－世界 Ⅳ.① R971-091

中国国家版本馆 CIP 数据核字（2023）第 057054 号

著作权合同登记号：01-2022-5430

Doping: A Sporting History by April Henning and Paul Dimeo was first published by Reaktion Books, London, UK, 2021. Copyright © April Henning and Paul Dimeo 2021. Rights arranged through CA-Link International LLC

策划编辑	王　微
责任编辑	黄维佳
文字编辑	弥子雯
装帧设计	华图文轩
责任印制	徐　飞

出　　版	科学普及出版社
发　　行	中国科学技术出版社有限公司发行部
地　　址	北京市海淀区中关村南大街 16 号
邮　　编	100081
发行电话	010-62173865
传　　真	010-62173081
网　　址	http://www.cspbooks.com.cn

开　　本	880mm×1230mm　1/32
字　　数	183 千字
印　　张	9.5
版　　次	2023 年 6 月第 1 版
印　　次	2023 年 6 月第 1 次印刷
印　　刷	北京盛通印刷股份有限公司
书　　号	ISBN 978-7-110-10574-0 / R·913
定　　价	68.00 元

内容提要

兴奋剂与现代体育相伴相随，一体两面。更高、更快、更强、更团结，背后却有难以启齿的阴翳。

这是一段扣人心弦的运动兴奋剂历史，列举了体育史上代表队和体育明星的真实案例，为当下的反兴奋剂工作提出了一些新的挑战。从1967年意外去世的自行车运动员汤米·辛普森到2018年冬奥会俄罗斯国家队被禁赛，为什么兴奋剂是体育界长期存在的问题？这是当代独有的现象吗？如今各国的反兴奋剂措施，是有待提升，还是走得太远？

本书以20世纪初至近年的案例研究为基础，对当前的反兴奋剂制度追根溯源，直追现代奥运会的诞生之初。从两次世界大战期间对运动纯洁性观念的探讨，到战后的兴奋剂危机，随着药理学的不断发展、各国反兴奋剂政策的曲折变化，曾经看似容易解决的问题，变得更加复杂。20世纪末，国际反兴奋剂机构成立，在全球性携手措施之下，又会带来哪些新的挑战。最后，著者们站在学术前沿，提出了一些新建议，期望反兴奋剂工作在更科学的前提下，也能更富人性化。

中文版序

　　体育运动是人类生活的一部分，有史以来，人们一直希望提高自己的能力，期待在体育竞赛中获得胜利，希望通过药物来增强身心能力，在那时，体育与药物就结下了不解之缘，成为体育的光与影。早在公元前3世纪，就有运动员尝试饮用酒精混合饮料来提升成绩的记录；兴奋剂首次涉及现代奥运会是1904年在美国举办的夏季奥运会，美国运动员希克斯服用了混有士的宁的白兰地完成了比赛。随着社会的进步和现代体育的发展，人类对生理、药理、生化等学科研究的不断深入，在很长一段时间内，使用兴奋剂都被认为是一种"科学手段"，一些政府和教练甚至会鼓励运动员使用兴奋剂。直到1960年丹麦自行车选手詹森猝死赛道，这一事件引起了世界的震惊和国际奥委会对使用兴奋剂这个现象的高度重视。20世纪60年代末，兴奋剂的检测方法升级，服用刺激药物的运动员明显减少，竞技体育进入了"类固醇"时代；20世纪80年代有人发明了血液回输，1988年的韩国汉城（今称首尔）奥运会，血液回输正式被国际奥委会列入禁用范围；随着科技水平的提高，竞技体育的逐步社会化、商业化和政治化，兴奋剂又进入了促红细胞生长素（EPO）、合成类固醇（THG）、持续性红细胞生成受体激动药（CERA），以及基因兴奋剂时代，在此期间爆出了加拿大"百米飞人"约翰逊、美国女飞人马里昂·琼斯、德国铅球运动员海蒂克雷蒂，以及环法自行车赛冠军阿姆斯特朗等的兴奋剂丑闻。

公平竞赛一直是竞技体育的核心问题。在竞技体育中，越来越多的兴奋剂滥用，不仅伤害了运动员的身体健康和心理健康，还扭曲了运动员的人生观、价值观。于是，兴奋剂不再只是运动员的健康问题，还是用欺诈行为获得利益，是对奥林匹克公平竞赛原则的背叛，是对体育道德的践踏。

在现代奥林匹克运动发展中，反兴奋剂斗争从未停止过，为了反对在体育运动中使用兴奋剂，1961年，国际奥委会医学委员会成立，反兴奋剂是该委员会的主要职能。1967年，国际奥委会医学委员会正式确定将"doping"作为体育运动中禁用物质的统称，并对其进行了准确定义；1968年，国际奥委会医学委员会正式宣布了禁用药物清单，并在第19届夏季奥运会上正式施行兴奋剂检查工作。一名现代五项运动员因酒精超标成为奥运会兴奋剂检查史上第一位阳性运动员。此后，每届奥运会都会实施兴奋剂检查，而且检查种类逐年增加。1999年，世界反兴奋剂大会在洛桑举行，决定成立世界反兴奋剂机构；1999年11月，世界反兴奋剂机构（WADA）正式成立；2003年，哥本哈根世界反兴奋剂大会通过了《世界反兴奋剂条例》，并根据反兴奋剂斗争形式进行修改。2009 年、2015 年、2021 年《世界反兴奋剂条例》多次修订，现行的《世界反兴奋剂条例》为 2021 版，并有 8 个相应的国际标准。

在这部《兴奋剂：现代体育的光与影》中，可以看出作者和译者的良苦用心。本书的出版，可以使运动员、体育运动参与者与爱好者对兴奋剂的诞生、发展、危害有更深入的认识，可以提高运动员和体育运动参与者的反兴奋剂意识，树立正确的体育价值观，可以引领更多体育工作者坚持推进反兴奋剂斗争，为兴奋剂的"零出现"而努力。

纯洁体育，对兴奋剂说"不"！

国家体育总局反兴奋剂中心管理咨询专家委员会委员
国际兴奋剂检查官（IDCO）
国家级纯洁体育教育讲师

刘宪哲

目录
CONTENTS

引 言

　　体育行业独一无二，魅力无限。可以说，没有哪个其他行业能与之相比。如奥运会或足球世界杯这样的热门体育赛事，往往会吸引全球数十亿的观众，那些最成功的运动员们，往往也都成了家喻户晓的名人。而围绕着体育运动的圈内、圈外，也充满着各种生意机会。体育运动为众多的运动员、经理人、教练员、运动队的老板、企业赞助商、新闻媒体及博彩公司创造了滚滚财富。同时，体育运动也为很多医生、律师、各级官僚、心理学家及作家们带来了大量财富，只不过后面这类人的腰包看起来没有前面的那么惹眼。

　　体育运动虽然有表演炫技和吸引观众等娱乐方面的作用，但体育运动也与所有年龄参与者的身心健康、社区生活、休闲消遣等方面有着长期、密切的关系。人们认为，无论在身体上、心理上还是学业上，有规律的体育运动是儿童健康成长的必要条件。体育运动也与成年人的健康息息相关。无论年轻人还是老年人，虽然体育运动不是身体活动的唯一形式，但参加当地的体育俱乐部可以让人们获得定期锻炼、参加比赛，以及与同好交流的机会。学校既提供正规的体育教育，也提供非正式的日常锻炼；人们都非常重视学校里的体育活动，许多政府都会立法来保障学校体育活动的正常开展，并会资助专业体育教师的培训工作。

因此，考虑药物在各种不同情形下的不同作用，情况就要复杂得多了，绝非简单的一句"不使用药物或追求纯洁体育"所能概括的。我们对药物的认识，也是逐步深化才走到今天这一阶段。今时今日，我们才开始期待反兴奋剂工作和追求纯洁体育的"好处"；今时今日，我们才开始批评那些兴奋剂的使用者，说他们是心术不正的作弊者，想靠走捷径来赢得比赛。然而，在20世纪的大部分时间里，人们对兴奋剂基本上都没有什么概念，更不用说会想到用它在体育运动中作弊了，因此也就谈不上什么禁止。关于这方面的公开报道极为罕见，虽然我们也都知道，早在1904年和1908年的两届奥运会上，那些20世纪顶级马拉松运动员都曾服用"士的宁"（别名番木鳖碱、马钱子碱、毒鼠碱）。1925年，阿森纳足球俱乐部的经理也曾写过一份详细的报告，讲述了在与劲敌西汉姆联队的"足总杯"比赛中，他给所有队员吃了"活力丸"的情形。

最初对药物的监管措施都是随机的，不成系统。1908年奥运会的马拉松比赛曾制定了禁止使用药物的规定，除此之外就再没有任何其他的相关规定了，直到 1928 年国际业余田径联合会（IAAF）发表声明，明确禁止使用人造兴奋剂。1938 年，国际奥委会（IOC）照搬了国际业余田径联合会的这一规定。直到 20 世纪 60 年代中期，在有了药物检测手段的支持后，系统化的药物使用规则才成为现实。

这些规则的基础，始于一组意大利的科学家，他们都在佛罗伦萨工作。这些科学家研究和关注的对象，主要是自行车运动员和足球运动员，因为这些运动员都喜欢服用安非他命。1960 年奥运会期间，丹麦自行车运动员克努德·埃尼马克·詹森（Knud Enemark Jensen）的去世，对国际奥委会的努力起到了催化剂的作用，尽管后来证明他的死与兴奋剂并没有关系。后来，在欧洲又举行了多次国际会议，国际奥委会也决定在四年一度的奥运会期间，组织开展兴奋剂的检测工作。所有这些举措都使得反兴奋剂工作逐渐成了一项长期的政策。虽然一些著名的自行车运动员已经公开承认使用了兴奋剂，但一些有影响力的体育运动领袖仍然认为，大部分的体育运动应该还是"干净的"。

这种说法究竟意味着什么？到底应该如何实现"干净"体育？这将是 20 世纪末和 21 世纪初引发争议的主要话题。20 世纪 70 年代，类固醇的使用量激增，这意味着如果只是在比赛期间（赛内）进行检测的话，那就起不到任何预防效果。类固醇药物可用于运动员的平时训练和增加肌肉。到了 1975 年，即使已经有了对这类药物进行检测的方法，但如何在赛事之外(赛外)对运动员进行检测又成为一大难题。

20世纪80年代发生了多起体育丑闻，但那只不过是冰山一角，一些国家有组织地使用类固醇药物长达几十年之久，只是他们的主要运动员都没有被抓到过罢了。到了20世纪90年代，许多运动员在队医和教练的帮助下，采用了一套极为复杂的药理学手段来对抗检测，其中包括同时使用多种不同药物、使用掩蔽剂及篡改血液等手法。有关体育当局对此束手无策：缺乏组织，缺少资源，监管动作总是慢于药物使用者一步。他们所能做的只是抱怨反兴奋剂工作没有得到足够支持，批评那些服用兴奋剂的运动员，鼓吹兴奋剂会带来潜在致命风险的恐慌宣传。新闻记者们也都紧紧抓住一些体育丑闻不放，用夸张的叙事手法来描述一些运动员为了赢得比赛而不惜一切代价，即使兴奋剂会损害自己的生命也在所不惜。

到了20世纪90年代，民主德国的药物丑闻、自行车比赛的药物丑闻，以及对运动员系统性服用兴奋剂的怀疑，这些因素共同促进了世界反兴奋剂机构（WADA）的成立。该机构将与国际奥委会密切合作，国际奥委会将为其提供一半的运营经费。该机构的主席职位将由一名国际奥委会成员和一名非国际奥委会成员轮流担任，该机构委员会的结构也基于国际奥委会的治理体系。2003年，第一部《世界反兴奋剂条例》（WADC）出台，该条例提出了反兴奋剂工作的基本思想，其核心逻辑就是奥林匹克运动的理念。该条例的侧重点在个人比赛项目，几乎没有涉及集体比赛项目。该条例对违规国家的惩罚包括不准举办奥运会。不可避免的利益冲突在21世纪中期浮出水面，当时世界反兴奋剂机构希望禁止俄罗斯参加2016年在里约热内卢举行的夏季奥运会，但国际奥委会最后允许俄罗斯运动员以中立身份参赛。

在极其严密细致的反兴奋剂政策的制定过程中，几乎没有征求过运动员们的意见。世界反兴奋剂机构所引入的各项监督和惩罚制度，可谓是任何其他行业都无法接受的，因为它的基础就是权力的垄断，它无须征求任何可能受到其政策影响的相关各方的意见。在该条例的监管之下，境遇最惨的就是广大的运动员们。在任何时间、任何地点，运动员们都有可能被迫接受药物检测。运动员要自己弄明白，哪些事情是被允许的，哪些事情是不被允许的。运动员要对他们的血样和尿样中发现的任何物质负责，而不管这些物质究竟是怎么来的，没有任何组织或机构有义务就这些问题给运动员们做出解释和说明。该条例无视运动员的隐私和尊严，运动员在收集自己尿样的时候，药物检察官（DCO）需要在现场全程监督观看。一旦被检测出违规事项，运动员就将面临禁赛的处罚，最初是禁赛两年，到了2009年的新版条例，禁赛时间延长到四年。如果运动员想就此上诉，那么上诉的过程将是旷日持久且花费巨大的，这对他们的个人声誉和职业生涯都极为不利，而且上诉成功的机会非常之低，因为运动员们不能上诉到民事法庭，他们只能上诉到国际体育仲裁院（CAS）。运动员们失去了保护自己职业生涯和职业收入的合法权利，而且他们（如果他们参加的运动项目已经签署了《世界反兴奋剂条例》）也失去了组建运动员工会来参与讨论该条例的一切权利。如果被贴上了服用兴奋剂的标签，那么这一耻辱将影响运动员的一生，影响他们在体育圈内圈外的就业机会。然而，尽管运动员很容易在偶然的情况下与这个检测机制发生矛盾，尽管药物检测的科学分析也很有可能发生误判，但运动员一旦被冤枉，就很难自证清白。

世界反兴奋剂机构向公众展示的信息简单且直白，并因而获得公众的支持：他们的工作是为了保护运动员的健康，是为了维护体育运动的公平和纯洁。然而，他们却对运动员持怀疑态度——不仅仅怀疑那些被发现使用了兴奋剂的运动员，还怀疑那些服用兴奋剂可能性比较高的运动员，甚至对所有运动员都同样怀疑。他们只会告知运动员应该如何乖乖地服从监管。运动员没有发言权。过度严厉的监管措施削弱了信任感，而这种监管的目的就是为了维护体育是造福社会的这一公众形象和商业形象。与此同时，各个单项体育组织也都接受了这种监管给运动员带来的附加伤害，让他们受到了不适当的、不公平的、前后不一致的处罚，而且往往还没有办法或只有有限的途径来进行补救、善后或恢复职业生涯。这些问题都被有组织地使用兴奋剂或个人使用兴奋剂的大量事实所掩盖，这些事实往往会被世界反兴奋剂机构用来作为扩大权力范围和惩罚运动员的正当借口，而没有被用来作为反思工作中的问题和进行变革的理由。

本书思考了反兴奋剂工作是如何走到今时今日这种局面的，并提出了一些具体建议。希望通过一系列的调整和改变，使得药物管理的政策能更加合理，特别是如何能让运动员参与到未来改进反兴奋剂的工作中来。我们建议，运动员应该成为这个体系的一部分，而不是简单地服从这个体系，并被视为可能的作弊者而受到怀疑。相反，我们应该认识到，运动员们在遭受着反兴奋剂的"歧视眼光"的侮辱及严厉惩罚，这对他们的职业生涯和体育之外的生活都会造成伤害。这种参与，不应只针对少数已经为世界反兴奋剂机构、国际奥委会和其他机构所熟知的精心挑选的运动员，而是所有运动员都应该有表达自己意见的机会。20世纪90年代以来，反兴奋剂运动愈演愈烈，这导致了权力天平的进一步失衡。我们建议采取基于以下方式的监管模式：彼此合作、相互尊重、运动员违规之前和之后都应得到支持和帮助、对每一次违规的具体情形加以具体考虑。处罚宽严适度、公平公正、真正尊重那些受到影响的运动员，这几点应该成为未来反兴奋剂工作的核心。

下面，我们来回顾一下，我们是如何走到今时今日这种地步的。

第1章

兴奋剂、反兴奋剂在
现代体育中的缘起

　　我们今天所认识的现代体育是在 19 世纪晚期形成的。
在那之前，不同文化和不同文明中都已经有了多种形式的
体育竞赛，其中一些带有宗教意义，一些与当地的节日活
动有关，还有一些是王室庆祝活动的一部分。当时也有一
些组织严密、竞争激烈的体育赛事，如古代奥运会。有些
体育运动是从传统游戏演变而来的，而有些体育运动则是
近期的发明。后来，又出现了把体育运动作为一种职业的
想法，这种想法直接影响了兴奋剂在体育中使用，以及后
来反兴奋剂运动的出现。把体育运动作为一种有报酬的职
业而非一种生活方式或个人爱好，这一观念被人们普遍接
受的时间并不是很长，这也引起了人们对体育运动未来发
展的重新思考。现在看来，在体育运动中获得金钱和名望，
并不是什么新鲜事，但在 20 世纪，体育文化中的这些转变

在当时产生了巨大影响。

在 19 世纪中后期的快速城市化和工业化时期，英国成了世界体育的大熔炉。从农业经济到以城镇和城市工厂为中心的经济转变，意味着时间和空间都变得高度结构化。这些年来，"休闲"时间的概念在不同社会群体中传播开来。明确了工作时间和非工作时间的界限，不仅影响了人们安排时间的方式，也影响了他们下班之后能做些什么。将工作与娱乐区分开来，从而出现了休闲消费产业。

体育俱乐部成了英国文化中一个新兴的、受欢迎的组成部分。有些体育俱乐部的目的，是为了鼓励人们积极参与和娱乐，而有些体育俱乐部的目的则是竞技比赛。一些精英俱乐部会挑选出最好的队员，来代表他们和他们所在的社区。这种行为得益于新交通技术的出现，让旅行变得更容易、更快捷。铁路系统的出现，意味着在体育运动中可以组建队伍，并定期在联盟中进行互访比赛。为了避免各地在比赛规则上的矛盾，体育运动需要一些共同的、正式的比赛规则，这样比赛才能正常进行并且做到公平。反过来，这些规则也需要有相应的管理机构来确保各个俱乐部都能遵守。管理机构负责体育竞赛的标准化，并对体育官员进行培训，以确保这些政策和规则得到正确执行。到了 19 世纪 70—80 年代，全国性的锦标赛和联赛出现在了英国，各种体育运动的俱乐部也相继成立[1]。

其他国家也紧随英国，开展了各项体育活动。英国为传播这些新的比赛规则和比赛形式提供了肥沃的土壤，这些比赛规则和比赛形式远远传出了英国本土，甚至传出了欧洲大陆。体育运动从英国的传播是由工人阶层的士兵和劳工推动的，他们长时间被派往国外时，把体育运动作为消遣娱乐活动，同时传播了出去。同样重要的是，当时英属领地的官员、教师和宗教领袖，使用体育来规训领地的臣民。如自律、服从命令和赛后绅士般的握手，这些礼仪都被视为英国文化的重要组成部分，并被灌输到当时的英属领地中。体育运动也提供了一种传播其他价值观和驯化的工具。传教士们试图将当地人基督教化和"文明化"，他们也会在学校和教堂里开展各种体育活动。英国公立学校系统的理想主义与维多利亚式的理性娱乐理论相结合，在英国国内外推广有组织的体育活动。

当然，体育文化中也蕴含着不同社会阶层、性别及文化背景的差异。中上层人士喜欢打板球、橄榄球和曲棍球；下层人士人则爱踢足球和玩拳击。俱乐部的规则往往是排他性的：禁止女性、当时英属领地内的本地人和（工薪阶层）职业体育人士加入俱乐部，这样的规则非常普遍。体育通过共同的活动，把社区团结起来；但在同时，如有必要，又会在这些社区中定义、区别和分离出多个不同的小团体 [2]。

这些体育活动的开展，既有人们业余爱好和道德追求的一面，也离不开商业利益方面的驱动。许多企业家抓住了这一新兴大众娱乐兴趣点所带来的机遇。俱乐部老板也可以不让人们随便观看比赛，靠售卖门票赚取入场费。大众体育被各种媒体报道，通过出售赞助权和广告，这些媒体可以获得额外的收入。像足球这类集体运动，因为容易唤起人们对某个城市和某个群体的身份认同感，因而获得了民众的广泛支持。有的工厂或企业还会在周六给工人放半天假，让他们去观看自己支持球队的比赛。这既提高了球迷的忠诚度和观赛兴趣，同时也提供了人们花钱消费的机会。地方球队和国家球队都会全情投入各类比赛，有些球员很容易成为名人。

到20世纪末，体育运动中出现了一种新型的运动员，即职业运动员。职业化在足球和自行车等运动项目中迅速被人们接受，但其他一些运动项目的职业化则没有这么快。英式橄榄球联盟（Rugby League）开始允许球员领取薪酬，而英式橄榄球联合会（Rugby Union）则不允许球员拿报酬（直到20世纪90年代初，英式橄榄球联合会才职业化）。职业化带来的各种问题和一系列影响，也让一些其他体育项目难以理清头绪，一时无所适从。比如田径运动的比赛奖金，成为了传统主义者和进步主义者之间关系紧张的缘由，传统主义者希望坚持体育运动的业余性质，而进步主义者则认为运动员应该能够从体育活动的付出中获得报酬，因而成为谋生手段。还有很多其他运动项目（尤其是赛马运动）吸引了人们参与赌博，人们怀疑有人会操纵这类比赛项目。许多体育比赛的各种规则也迅速发展，规矩也越来越多，这一方面是为了保护运动员和运动队的公平竞争，另一方面也是为了保护庄家和赌徒在赛场内外免受不公平行为的影响。新兴的体育产业，需要透明的规章制度 [3]。

1894 年成立的国际奥林匹克委员会，以及 1896 年在雅典举办的第一届现代奥林匹克运动会，标志着这种新兴体育文化已经在全球范围获得全面发展。举办一场全球性的综合体育赛事的努力，终于在皮埃尔·德·顾拜旦男爵（Baron Pierre de Coubertin）的领导下得以实现，他在演讲和著作中经常提到友好竞赛的崇高理想。顾拜旦受到了 19 世纪中期英国公立学校体育路径的启发。这种观点的核心，就是体育的业余化（非职业化）主张：严格规定任何运动员都不应该获得体育比赛的报酬。支撑这一主张的背后理念是，如果让金钱参与其中，那么体育运动的纯洁性和高贵性就会消失，甚至会堕落。当然，这种理念也反映着一种上层社会的势利感。参加高水平的体育比赛是一种既费时又费钱的行为，尤其是考虑到运动员有时候还要去外地参加比赛，比赛还会耽误工作，损失工作收入。有钱人可以纯粹为了休闲而参加体育运动，但来自底层社会的运动员则需要靠参加体育比赛赚钱糊口。

有些体育运动把这种社会阶层的划分制度化了。比如，在板球运动中，绅士就和普通球员有明显的区别，这包括更衣区和休息区的隔离使用，以及他们对球队的贡献大小。奥运会是为业余选手设计的，这就意味着运动员必须很富有才能参加得起，尤其是因为比赛还会在几个国家举行，并且会持续数周，所以交通食宿等都要花费很多钱。1981年奥斯卡获奖影片《烈火战车》（*Chariots of Fire*）就是这种阶层分化的缩影和体现。这部电影聚焦于1924年的巴黎奥运会，几乎所有的参赛者都是中上层人士，其中也包括一些剑桥大学的学生。这种活动是那些无须靠工作挣钱养家糊口的人们的专属领域。因此，决定很多奥运会比赛结果的关键因素，很有可能是一个人的财富而非他的才能。

值得注意的是，《烈火战车》中的一个主要角色，就是以伯利勋爵（Lord Burghley）为原型，他是国际奥委会在1938年颁布的第一个禁止在体育运动中使用兴奋剂的官方条例的先驱人物。还有另一个不那么引人瞩目的人物，他就是新西兰人亚瑟·波利特（Arthur Porritt）。波利特后来移居英国，成为一名皇家医生，并于1961年受命领导国际奥委会下设的第一个医学委员会。该委员会的职权范围就包括制定反兴奋剂的规则和兴奋剂的检测办法。

早期尝试

高水平体育运动中早期使用药物的最早记录，是1904年和1908年的奥运会，其中都涉及马拉松运动员和一种叫"士的宁"的药物。在此之前，曾发生过一起涉嫌使用药物的重大案件：1896年，自行车选手亚瑟·林顿（Arthur

Linton）死亡。人们普遍认为，他的死亡与服用兴奋剂有关。作为威尔士的冠军选手，林顿经常参加欧洲的主要自行车赛事。他的教练是詹姆斯·爱德华·沃伯顿（James Edward Warburton），他因给他的骑手们一种秘密调制的饮料而闻名。因此，当林顿在波尔多－巴黎的比赛后死亡时，人们就怀疑他的死因是兴奋剂，或者说兴奋剂至少是造成他死亡的部分原因，这种说法听起来好像也没有什么不对。林顿的

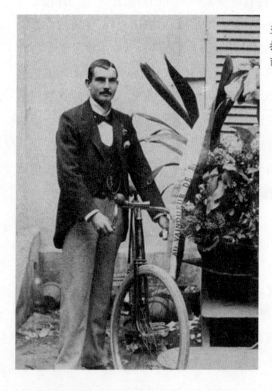

亚瑟·林顿，被错误指控为因服用兴奋剂而死亡的第一人

死因之谜，在整个 20 世纪的许多著作和文献中反复被人们提及。然而，林顿的死亡真相却远没有那么戏剧性，虽然也同样悲惨。《泰晤士报》刊登的林顿讣告明确指出，这位天才的自行车选手是在比赛结束几周后死于伤寒[4]。像林顿这种被错误指控因服用兴奋剂而死亡的悲剧一再在人们眼前出现，这表明使用药物是如何激发了许多作家们的想象力：为了取得体育比赛的成功，有人会愿意冒着如此高的风险并愿承担如此严重的后果。这些作家们以自己丰富的想象力和一切皆有可能的戏剧手法编造故事，目的就是为了吸引读者。

在林顿去世前后的那段时间内，还有几个其他跑步选手和自行车选手使用兴奋剂的例子，只是后果没有那么严重而已。可卡因变得很容易买到，而且据说在长距离自行车赛的选手中很受欢迎。对滋补饮料中的 coca（从古柯叶中提取）和 cola（从古柯果实中提取）的宣传和推广，导致了"可口可乐"（Coca Cola）饮料的诞生，而可卡因则被广泛用于饮料、药丸和药粉之中，用作镇痛药和"提神药"。运动员们的这种做法不是什么新花样，对提高运动能力也没有什么大作用，他们所做的只不过是在跟随历史的潮流。早从 19 世纪 70 年代开始，科学家们就一直在证明这种物质的功效。最早的古柯叶实验之一，发生在 1870 年和 1875 年的爱丁堡，由罗伯特·克里斯蒂森爵士（Sir Robert Christison）领导，他是爱丁堡大学的医学教授、苏格兰女王的御用医生和英国医学会主席。1870年，他把首批古柯叶的提取物用在两名学生身上，来评估其作用。在没有吃古柯叶的情况下，这两名学生先步行了16英里，当他们疲惫不堪地返程时，他给这两个学生每人服用了少量的古柯叶，结果这两名学生又能继续精神抖擞地走1小时。5年后，克里斯蒂森又在自己身上做了三次试验：其中两次是在当地的步行，一次是在海拔985米高的苏格兰本沃利赫峰（Ben Vorlich mountain）爬山，当时他已78岁高龄。他说，在第一次15英里的步行接近终点时，他服用了古柯叶，就感觉

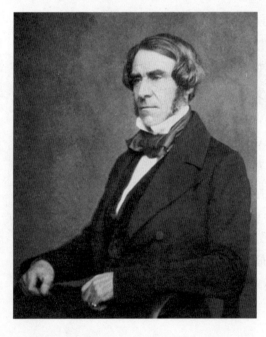

罗伯特·克里斯蒂森爵士，他在19世纪70年代对古柯叶进行了实验研究

不那么疲劳了。在登山的过程中，他只是在接近终点的时候使用了古柯叶，此时距离山顶只剩下约 100 米了。事实上，他对古柯叶的效果和它没有不良反应赞不绝口。他把自己登山的经过和体验发表在了《英国医学杂志》上，他写道："我感到所有的疲劳都立刻消失了，我沿着漫长的下坡路轻松地走下山去，就像我年轻时在山上漫步时那样享受。"他觉得"既不累，也不饿，也不渴，而且觉得走 4 英里的路回家，好像是件很轻松的事 [5]。"

1884 年，西格蒙德·弗洛伊德（Sigmund Freud）也写了关于古柯的文章，文章的依据是他自己使用古柯的情况，以及从其他使用者那里听来的说法。他声称，"对古柯治疗神经衰弱、消化不良、恶病质、吗啡上瘾、酗酒、高海拔哮喘和阳痿的功效持乐观态度 [6]。"古柯被认为具有治疗一系列疾病的潜在功效，而非引起这些疾病的起因。到了 20 世纪初，可卡因已被人们广泛使用。当然，当时的人们还没有普遍认识到，它还有能使人上瘾的一面。历史学家乔治·安德鲁斯（George Andrews）和大卫·所罗门（David Solomon）曾对当时美国的可卡因情形进行了描述。

任何人都可以随意走进杂货店，买到各式各样的可卡因。事实上，可卡因产品的品种如此之多，就连药剂师也不得不事先询问顾客他到底想怎么使用：如果你想吸食，那就买嗅粉；想咬着吃，那就买棒棒糖；想吮着吃，那就买含片；想抽着吃，那就买古柯叶烟；想搽在皮肤上，那就买药膏；如果口腔疼痛，那就买漱口水；如果想塞入身体的空腔部位，那就买栓剂；如果想解渴，那就买饮料，如可口可乐 [7]。

还有一些其他物质，对早期研究提高运动能力的人来说，同样具有吸引力。一些国家的科学家研究了不同食物、多种维生素、各种饮料和兴奋剂类药物，在不同情况下对运动能力的影响。例如，在 19 世纪晚期，一位法国著名科学家菲利普·蒂谢儿（Philippe Tissié），利用一位精英自行车选手来研究一种饮料的潜在兴奋特性。同样在法国，心理学家古斯塔夫·勒庞（Gustave Le Bon）就对研究可乐果的作用很感兴趣。勒庞在一位顶尖自行车选手身上做了试验，得出结论：可乐果是一种"功能强大的资源"。很快，和古柯一样，可乐果也引起了科学家和滋补品、药品及膳食补充剂制造商的极大兴趣。这两种植物都是从南美洲进口到北美洲和欧洲的。

1904 年的奥运会在美国圣路易斯举办。一如既往，马拉松比赛是吸引观众的主要项目之一。本届赛事因美国人弗雷德·洛尔兹（Fred Lorz）在部分赛程中，试图通过驾驶汽车来骗取成功而蒙上了一层阴影。后来他被取消了比赛资格，这意味着他的对手托马斯·希克斯（Thomas Hicks）赢得了比赛。在当年，跑马拉松是一件相当残酷的事情，

1904 年的比赛也不例外。参赛选手在比赛过程中，需要有后勤工作人员坐在汽车里跟随在一旁，选手穿的跑鞋也不是那么舒适。圣路易斯的夏季往往意味着超过 32℃（90 ℉）的高温酷暑。由于水合作用在当时还是一门新兴学科，人们对马拉松运动员在比赛过程中需要及时补充水分的认识不足，这导致在整个比赛路线上只设有一个补水站。出发的时候共有 32 名选手，只有 14 名跑完了全程。希克斯赢得了胜利但也吃了很大的苦头。为了能让自己跑完全程，希克斯在比赛中喝了白兰地酒加"士的宁"。20 世纪后期的记载表明，他在完成比赛时昏倒了，差点死去，这有可能是因为他服用了"士的宁"。不知是因为这个原因，还是因为酷热的天气，希克斯在这次马拉松比赛后身体状态非常糟糕。

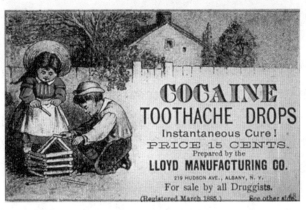

是 19 世纪末 20 世纪初人们会日常使用可卡因

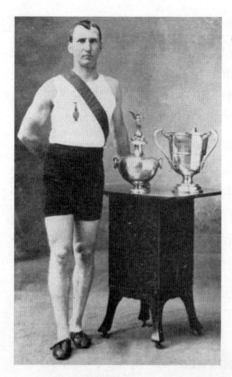

1904年奥运会马拉松比赛冠军
托马斯·希克斯与冠军奖杯

　　我们再说回林顿，这种为了金牌而差点死亡的故事，让作家们趋之若鹜，以至于许多人都没有参考他的历史证据，也没有考察当年社会环境的大背景。当时，"士的宁"还没有被严格地认为是一种毒药，科学家们研究了它的兴奋特性和潜在风险。例如，1906年提交给英国皇家内科医学院的一项科学研究得出结论，"士的宁"可以减轻疲劳。更详细的一项研究，是1908年发表在《生理学》期刊上的一篇论文,口服几毫克"士的宁"就能"提高肌肉的活动能力",根据剂量的不同,在摄入后的30分钟至3小时内药效达到峰值,此后肌肉活动能力就变得低于正常水平。当时,医生们称赞"士的宁"具有医疗功效。医学历史学家小约翰·S.哈勒(John S. Haller Jr.)写道,到19世纪末,这种药物已成为"医生药箱里最强大的药物之一[8]"。

从对兴奋剂进行科学研究的意义上来说,查尔斯·卢卡斯(Charles Lucas)医生所提供的信息很值得重视。卢卡斯医生既是奥运官方报告的作者,也是希克斯的教练。他写道,使用"士的宁"帮助希克斯赢得了比赛,因为他的对手"在赛道上缺乏适当的护理"。他解释说,希克斯"由于使用了药物而使身体一直处于机械运动状态"。对卢卡斯来说,这场比赛"证明了药物对运动员大有裨益"。这是科学在体育中的应用,没有理由不去这样做。卢卡斯称,"希克斯作为一名美国运动员,他为美国赢得了史无前例的荣誉"。

我们可以将这一点与大西洋彼岸的英国对另一种提高运动能力的手段的反应做一个比较。这种手段的人工色彩不那么明显,它是通过补充额外的氧气来提高运动能力。在比赛中补充氧气这种做法曾被公开讨论过,当时针对的是一位名叫杰贝兹·沃尔夫(Jabez Wolffe)的苏格兰游泳运动员。1906—1913年,沃尔夫曾22次尝试横渡英吉利海峡,但都没有成功。他最接近成功的一次是在1908年,以仅差几码的距离功败垂成。在这次横渡尝试中，医生给他输了氧气。目前人们尚不清楚他具体是如何做到在横渡途中输氧的，人们猜测他很可能是使用了一个潜水面罩，面罩再连接到随行船上的氧气增压箱。而与他最接近的竞争对手蒙塔古·霍尔拜因（Montague Holbein）也未能成功，他批评沃尔夫这种提高运动能力的做法不符合体育精神。英国贵族朗斯代尔勋爵（Lord Lonsdale）对此也提出了批评，而且颇具文化意味。朗斯代尔是一个酷爱体育运动的人，他的名字至今仍与拳击运动联系在一起，同时他也是阿森纳足球俱乐部的主席和英国汽车协会的第一任主席。朗斯代尔继承了巨额财富，其中大部分都被他挥霍在了失败的体育投资上。《纽约时报》引用他的话说，沃尔夫在比赛中使用额外氧气的做法"既不符合体育的精神，也有失英国人的风度"。

虽然这样说可能会显得过于武断或被说是刻板印象，但是科学知识和科技进步确实给工作、战争和娱乐都能带来好处，在这样的社会环境中，使用兴奋剂在文化上也许能更容易被人们接受。在英国，由于社会传统的禁锢和对现代理性进步观念的怀疑，再加上长期以来确立的以社会阶层为基础的体育观念，都使得人们对使用人工手段来提高运动能力产生了疑问。事实上，我们所知道的关于兴奋剂的首个规则就是在 1908 年的伦敦奥运会上提出来的。

反兴奋剂运动的诞生

尽管我们没有证据表明，当时就有人批评托马斯·希克斯、查尔斯·卢卡斯或"士的宁"，但一定有某种原因，促成了赛事组织者和国际奥委会为 1908 年的伦敦奥运会制定了一项新规定。这项新规定只适用于马拉松比赛。其中明确规定，如果有人使用任何药物，都将导致被取消比赛资格。然而，这项新规定简直令人发笑，因为它无法施行。它既没有定义哪些东西是药物，也没有定义哪些东西不是药物，而且当时也没有任何形式的科学检测手段来检测人们是否暗自使用药物。此外，本届马拉松比赛规则的后面部分，解释了可以为运动员提供哪些给养（这可能也是为了回应 1904 年那场赛事中的准备不足），并明确表示兴奋剂可以用于运动员的赛后恢复目的。这部分规则的一些内容令人惊讶，因为它对于什么是赛后恢复（而不是提高运动能力）并没有给出明确的定义，尤其考虑到仅在 4 年前发生于希克斯的情况 [9]。因为这项新规定并不适用于除马拉松以外的任何其他比赛项目，所以我们也可以推测，其他项目的运动员可以随意使用他们喜欢的任何药物。

这项新规定对长跑运动员使用"士的宁"未能起到什么阻止作用。1908 年奥运会的马拉松比赛中，虽然有人在非公开地使用"士的宁"，但本届赛事中引发争议的反倒是另外一件事，那就是意大利长跑运动员多兰多·皮特里

（Dorando Pietri）的丑闻，他因使用"士的宁"而成为全球名人。皮特里是本届奥运马拉松金牌的主要竞争者之一，在此之前的奥运会预备赛上，他曾以不到两个半小时的优异成绩完成了马拉松。那届奥运的马拉松比赛是在炎热天气条件下进行的，所有运动员们在后半赛程都非常吃力。这时候，皮特里服用了作为兴奋剂的"士的宁"。虽然吃了药（也许正是因为他吃了药），但他在赛程的最后2千米内还是摔倒了好几次，他是在场外人员的搀扶下才爬起来并继续比赛的。可在进入比赛终点的体育场后，他晕头转向，搞错了方向，开始沿着跑道朝相反方向跑。他第一个到达

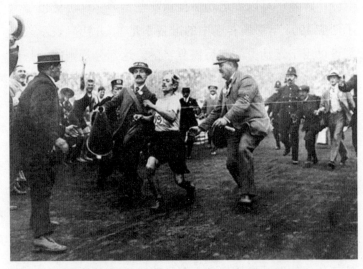

多兰多·皮特里在1908年奥运会的马拉松比赛中得到了场外帮助

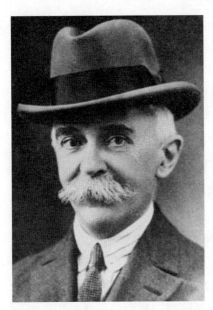
皮埃尔·德·顾拜旦男爵，现代奥运会的创始人

终点，不过他在最后的 350 米用了 10 分钟之久。当他最终抵达终点线时，场内的 75 000 观众齐声为他欢呼喝彩。遗憾的是，由于皮特里在比赛过程中接受了场外帮助，该行为被判违规，他被取消了比赛资格，结果金牌给了美国人约翰尼·海耶斯（Johnny Hayes）。

本届赛事的医生们都明白，皮特里明显违反了禁止服用兴奋剂的规定，声称他服用了"士的宁"和"阿托品"，并且差点因此丧命。然而，皮特里非但没有因为服用兴奋剂和在比赛的最后阶段接受了场外协助而蒙羞，反而获得了各界人士的赞誉。国际奥委会主席顾拜旦男爵写道："取消马拉松冠军多兰多·皮特里的参赛资格，这激怒了公众。没有人能否认，皮特里才是这场比赛道德上的赢家。"亚历山德拉王后还赐给皮特里一个银质奖杯，作为特别嘉奖。顾拜旦说，这反映了"全国人民的一致情感"。《夏洛克·福尔摩斯》的作者阿瑟·柯南·道尔，也在当地一家报纸上发表文章说，我们应该以某种方式给予皮特里应得的荣誉。然后他亲自为皮特里筹款，让皮特里得以在自己的家乡开了一家面包店。多兰多·皮特里的名气越来越大，以至于欧文·柏林（Irving Berlin）还专门为他创作了一首歌曲，歌名就叫《多兰多》[10]。后来，皮特里还去了美国，开始他的巡回比赛之旅。在 22 场比赛中，他共赢了 17 场，包括与约翰尼·海耶斯的两场比赛，其中一场是在纽约麦迪逊广场花园举办的。

在这一时期的世界体育运动中，使用兴奋剂几乎算不上什么大问题。直到第二次世界大战之前，也几乎没有什么已知的重大事件表明服用药物被认为是不道德或不健康的。而且在更广泛的层面上来说，人们对如何提高人的潜能越来越感兴趣，特别是对于提高劳动者的潜能方面。在传统工业和制造业中，以科学管理大师泰勒学派对工人操作时间和操作动作的研究结果为基础，人们开始把提高生产率的研究重点放在如何减少工人疲劳和优化工人的产量上。装配流水线将汽车等产品的生产分解成不同的任务以提高生产效率，这使得工人可以在某单项任务上的工作时间更长。职业运动员的崛起与"科学制造业"的崛起是一致的。其背后的原理在很多方面都是相似的：体育运动的成功取决于身体动作的最大效率和最佳效果；手工操作的制造过程被分解成一系列单一任务，这些任务可以通过生产线得以高效完成[11]。

在 20 世纪 20—30 年代，关于各种物质对运动能力影响的实验研究开始兴起，其中一些研究在第二次世界大战后期的兴奋剂危机中扮演了关键角色。安非他命（苯丙胺）和其他类似兴奋剂的研究早已在进行之中，正如激素疗法的早期实验研究一样[12]。安非他命作为一种减轻充血的气雾剂，由史克制药公司（Smith, Kline & French）在 20 世纪 30 年代早期开始生产和销售，而欧洲和北美的科学家们也在专注于研究这类兴奋剂在一系列应用中的潜力。不过，还要再次指出，当时这类研究的重点针对的并非一定是体育运动。

大约在这个时候，英国足球界出现了一种不同寻常的情况。1925 年，阿森纳（Arsenal）足球队的经理莱斯利·奈顿（Leslie Knighton），在两场重要的"足总杯"比赛前给球员服用了"活力丸"，比赛对手是本地球队西汉姆联队（West Ham United）。这些药丸的确切剂量不得而知，因为这一事件发生在安非他命被大规模销售之前。这些药丸是奈顿的邻居给他的，这位邻居是一位"西区的杰出医生"，也是阿森纳足球队的热心拥趸，他曾专门拜访奈顿，建议在对阵西汉姆联队的比赛中使用兴奋剂。奈顿复述了这个医生的说法。

> 我们的队员小伙子们需要的是一颗能激发勇气的药丸。有时我们会给那些需要特殊耐力或抵抗力的患者服用这种药物。它们不会造成伤害，只是会增强神经反射以产生最佳效果，而且没有严重不良反应[13]。

奈顿同意试一试这种药丸。他这样兴奋地描述这种药物对球员们和对他自己的作用："就在开球前不久，我看到小伙子们都开始变得躁动不安起来。我自己也是，我觉得我也想跑、想跳、想大喊大叫。这些药丸里似乎真有某种力量，我觉得我一拳就能打倒一堵墙。"结果，1月10日的那场赛事发生了大逆转，荒唐可笑之极。球员们都已经吃好了药丸，精神已经亢奋，准备上场厮杀了，结果因为天气原因，浓雾不散，当天比赛被迫取消了。这时候，奈顿经理又面临着一个很另类的难题，"那天下午，把队员们带回我们自己的海布里球场，那场面简直就像在驱赶一群年轻气盛的狮子，太费劲了。""这种药物对身体的影响是过度兴奋及身体脱水，会导致极度口渴，喝多少杯水都不管用"。

然而，他们还是没有放弃使用药物，并在两天后（1月12日）重新安排的比赛中，再次使用了这种药丸。奈顿绘声绘色地描述了"极度口渴和极度躁动的痛苦"。但这些不良反应与药物给比赛带来的好处相比，不值一提。队员们"就像突然被激活的巨人"，他们"简直要把足球踢爆了，队员脚下踢出去的皮球，飞快得像一道道闪电"。即使是在下半场，队员们的体力也丝毫没减弱，"他们就像奥运会的短跑运动员一样，以百米冲刺的速度跑在足球后面，像火箭一样跃向空中，无论多难的角度，无论多远的距离，队员们都能拔脚怒射"。虽然未能进球，比赛结果以平局结束，但奈顿对兴奋剂的效果非常满意。他总结说，西汉姆联队将"无法抵御他们吃的这种'活力丸'"。

　　但奇怪的是，队员们却没有奈顿经理的这种感觉。当奈顿在下一场比赛前又拿出装有这种药丸的盒子时，队员们开始反抗了，大家都拒绝吃药。结果这场比赛以 2∶2 平局结束，这让奈顿留下了深深的遗憾："我们这次比赛没有像前一场那样有必胜的信心，我认为，如果当时吃了药，我们就能多进两个球的。"接下来的又一场比赛，最终以西汉姆联队的获胜而告终，因为奈顿的队员们再一次拒绝服用药丸。奈顿很后悔地写道："我经常在想，如果我的队员们在那场比赛中服用了药丸，我们会不会就能赢了？整场比赛，我们一直在压着西汉姆联队的后防线打，我们需要的只是再多一点点额外的冲劲。我们吃了药，比赛就没输过；我们不吃药，结果就输了。我总在琢磨这事[14]。"

　　尽管这段小插曲在当时并未公开，但完整的故事发表在奈顿 1948 年所写的自传中。这一事实表明，直到 20 世纪 40 年代末，人们对职业体育运动中使用兴奋剂仍然普遍持容忍态度，即使不是完全接受的态度。如果一位主要球队的经理都认为把这段历史记录下来是能够令人接受的，那么我们就可以得出结论，他并不在乎此举会招致大家的批评。此外，那位匿名的邻居医生所扮演的角色也很令人迷惑：他的内心显然没有被医学的伦理道德所困扰，他心里想的就是对自己球队的支持。类似的情况可能在足球运动及其他运动中都很常见，只不过很少有历史记载能像奈顿球队这段故事如此详尽罢了。

仅仅十多年之后，在足球比赛中使用安非他命的情况就更加司空见惯了，尽管围绕兴奋剂使用的方方面面仍然是一片灰色地带。虽然人们仍在使用兴奋剂，但大家都有一种模糊的不安感，感觉到关于兴奋剂的限制正在逐渐浮现。一位名叫汤姆·惠特克（Tom Whittaker）的教练在 1938 年的《世界新闻报》（*News of the World*）上批评道，"一种新型药物叫苯丙胺（Benzedrine）……它能使那些精神萎靡的运动员振作起来，并能成功地唤起他们的精神，使他们处于最佳的竞技状态，这种状态就是那种当你就快要暴怒的时候才会出现的情绪亢奋的状态。这个药物比阿司匹林和咖啡因的药效都更强，它在服用后就出现反应，而且不会让人上瘾。"他承认，这可以创造出"令人难以置信的辉煌成绩"。然而，他对这些问题持谨慎态度，他写道："但这是以人类的痛苦为代价的！这将是我们心中所想的那种体育运动的终结。"目前还不清楚，惠特克为什么接下来会批评长期使用药物，他称，"人们很容易对它感到厌倦。从长远来看，我认为这是危险的[15]。"像这样的文章表明，在 20 世纪 30 年代，兴奋剂的使用非常普遍，同时也暗示了即将到来的争论，这些争论将引导在"第二次世界大战"后期开始制定反兴奋剂的政策。惠特克这篇文章的标题也很耸人听闻，"科学会把运动员都变成机器人吗？"

　　科学家奥维·博热（Ove Bøje）所做的工作，观点更为中立一些。1939 年，他为《国际联盟卫生组织公报》撰写了一篇题为《兴奋剂》的论文，详细总结了他的研究工作。他强调了安非他命在提高运动能力方面的潜力，并对道德上的争议也进行了反思。他认为，运动员在寻求提高运动能力的有效途径方面，服用兴奋剂似乎与寻求教练的帮助或心理学家的帮助没有什么两样。两年后，马萨诸塞州斯普林菲尔德学院的生理学教授、美国运动医学学院（ACSM，1954）的创始成员之一彼得·卡尔波维奇（Peter Karpovich），在《美国体育协会研究季刊》上发表了一篇综述文章。他总结了19 种"身体功能促进剂"的研究结果，其分别为酒精、碱、氯化铵、苯丙胺、咖啡因、可卡因、尼可刹米、洋地黄、明胶、甘氨酸、果汁、激素、卵磷脂、戊四氮、氧气、磷酸盐、氯化钠、糖、紫外线和维生素。结果表明，有的说法是确有其事，有的说法则纯属臆测。他指出，在体育活动之前，喝点酒确实可以让身体暖和起来，但可能反而会对运动能力不利。他对苯丙胺的评价很谨慎，虽然研究表明它可以对抗疲劳，但他警告说，"这是一种威力强大且危险的药物，过量使用可能会导致失眠、肌张力过高和循环衰竭。"可卡因也同样被认为是有风险的药物，因为它具有危险性和成瘾性。奇怪的是，他声称医学上已达成了共识——应该在体育活动中禁止咖啡因。

同时，卡尔波维奇也为这些科学观点提供了基于文化背景方面的观点，这很令人深思。他从社会态度、行为表现及增强能力药物的风险等几个方面提出了以下担忧。

现在，快速增强身体能力已成为人们关注的重要话题，鉴于这种局面，我们需要立刻面对的几个问题是：是否存在什么特殊的食品、药品或任何其他手段，能够提高人体的工作能力？它们都有哪些？它们危险吗？报纸乃至科学期刊，都在不时地刊登文章，描述各种"人工辅助手段"的显著效果，这些"人工辅助手段"能够增加肌肉力量和运动速度，延缓疲劳的发生，从而提高耐力。在大多数情况下，过度的乐观往往会影响那些跃跃欲试的"人工辅助手段"的研究者，其结果就是他们的实验过程可能会失控。然而，令人遗憾的是，这些实验的结论最后还是会支持他们最初的研究目的，而最初的研究目的本身就有可能是令人怀疑的。批评意见和反驳文章很快也会出现，但像通常一样，"负面的"研究结论对实际情况的影响要慢很多，而"正面的"的研究结论所获得的推动力则要大很多，并且这种推动会持续很长时间，尤其是在有商业利益支持的情况下[16]。

尽管表示了这些担忧，但卡尔波维奇并没有提议对有关药物或手段采取监管措施或予以禁止。认知、实验和评价，这种常规的科学研究的步骤，似乎正是他所理解的研究兴奋剂的正常框架。他认为，任何能够在不损害使用者健康的情况下可以提高运动能力的物质，都应该被认为是合乎道德的。使用这些物质从而获得对竞争对手的优势，这种行为谈不上什么不道德或者有违体育精神，因为这种提高能力的人工辅助手段，对所有运动员来说都是公平的，人人都可以用，它们与其他的各种训练方法、饮食改善措施和物理疗法相比，其实并没有什么两样。

因此，我们从卡尔波维奇教授和其他科学家的观点中所看到的，是一种现实和务实的态度，即运动员们不过是在寻求提高运动能力的办法而已，而科学研究正好可以为运动员们了解兴奋剂的收益与风险提供一个可靠的基础。我们现在应该明白，这正是能够降低使用兴奋剂危害的一种途径。

早在20世纪20年代，关于兴奋剂的不同观念之争，就在业余体育和职业体育之间展开了。历史学家约翰·格里夫斯（John Gleaves）和马修·卢埃林（Matthew Llewellyn），他们对 20 世纪早期的兴奋剂使用情况做了一个回顾，并明确地区分了这一点。

> 不过，世纪之交的职业体育对兴奋剂药物的接受程度要高得多。工薪阶层的职业体育人士和绅士阶层的业余体育人士是分开的，这种事实上的按照社会阶层进行划分的体育活动，在某种程度上就意味着允许职业运动员可以自由地使用兴奋剂，而不受业余运动的所谓"道德规范"的约束。从 19 世纪 90 年代到 20 世纪 10 年代，拳击、徒步运动和竞技自行车等职业运动，公开允许运动员在有需要时可以使用兴奋剂 [17]。

在 20 世纪 20—30 年代，职业体育对有关使用药物的批评反应迟钝。尽管证据不多，但关于自行车选手服用可卡因和安非他命的传言很多。在缺乏持续对使用兴奋剂进行谴责或监管的情况下，科学家们可以公开地讨论药物的潜在价值，他们的实验方案也不受任何限制，可以随心所欲地进行各种研究。公开和透明，是这些实验让人们在心理上能够接受的主要因素。然而，格里夫斯（Gleaves）和卢埃林（Llewellyn）二人指出了一个关键问题，那就是，哪些人可以被允许使用兴奋剂。这种区别对待又是按照不同的社会阶层界线来划分的，而奥运会则在更大范围内成了这种社会分化的焦点。

对于"下层阶级"来说，体育运动不是一种休闲放松的方式，而是一种获取经济收入和娱乐表演的谋生手段。为了利用体育运动达到这样的目的，那么这些人的做法就无法符合中上阶层人士关于体育需要遵循道德规范的理念。事实上，对职业体育运动中使用兴奋剂的默许态度，使得上层社会群体对那些下层职业运动员的体育成绩都不予理睬和认可[18]。

1928 年，我们看到了由西格弗里德·埃德斯特隆（Sigfrid Edström）领导的正式的反兴奋剂工作的开始。西格弗里德是一位瑞典实业家，他曾经是 100 米短跑运动员，1946—1952 年担任国际奥委会主席，1952—1964 年担任国际奥委会荣誉主席。他于 1920 年首次在国际奥委会任职，1931 年成为国际奥委会副主席。他是一名忠实的业余运动员。1932 年，芬兰运动员帕沃·努尔米（Paavo Nurmi）因职业运动员身份而被禁止参加奥运会，他对此表示支持。埃德斯特隆参与了 1912 年斯德哥尔摩奥运会的组织工作。在本届奥运会期间，国际业余田径联合会（IAAF）① 成立，埃德斯特

---

① 译者注：简称"国际业余田联"，后改名为"国际田联"。2019 年 6 月，该组织再次更名为"世界田径"。简便起见，本书仍沿用其旧称"国际田联"。

隆当选为主席，他担任该机构的主席职务一直到 1946 年。

1928 年，国际田联加强了其业余体育主义的立场，并且正式规定其成员不能获得比赛奖金或出场费。与此同时，它的执行理事会还提出了世界上第一个禁止使用兴奋剂的组织规则，并得到了其代表大会的一致同意。这项规则的措辞具有重要意义，因为它将影响到国际奥委会的立场，尤其是通过埃德斯特隆的双重身份。

使用兴奋剂是指在田径比赛中非正常使用各种刺激性物质，其目的是为了把运动能力提高到超出常人的平均水平。在本规则生效的任何地方，任何知情不报或协助使用兴奋剂的人士都将被拒绝在外，如果他是一名比赛选手，那么他将在一段时间内被禁止参加本联合会辖下的所有业余性质的田径运动或者被给予其他处罚[19]。

虽然这一规则在历史上具有极其重要的意义，但当时各国际体育媒体及其他体育组织对此做出的回应都非常冷淡。然而，如上所述，使用兴奋剂的概念从一开始就是模糊的、主观的。对于“正常使用”“高于平均水平”或“禁赛一段时间或其他处罚”究竟意味着何种惩罚，也不太可能找到大家都一致同意的定义。

沿这个时间线，还要再等 10 年，国际奥委会才能表明意愿，支持国际田联的反兴奋剂立场。在此期间，关于兴奋剂的性质及其潜在危害的争论仍在继续。一个例子来自德国科学家奥托·赖瑟（Otto Reisser），他是布雷斯劳大学药理学研究所的所长，他直言不讳地批评使用药物。他对能提高运动能力的多个潜在物质进行了综合研究，并得出结论，磷酸盐、咖啡因、可可碱和巧克力在这方面是有益的。然而，他对如何在体育运动中使用这些物质持有强烈的疑虑。鉴于这种担忧，他在1933年向德国游泳联合会发表讲话。

> 长期以来，使用人工手段来提高运动能力，一直被认为完全不符合体育精神，因而受到谴责。然而，我们都知道，这一规则一直在被人破坏，体育比赛往往更多比的是兴奋剂，而不是比谁平时训练更刻苦。非常令人遗憾的是，那些负责监督体育运动的人士似乎缺乏打击这种罪恶的力量和热情，一种松松垮垮、听之任之的态度正在蔓延。对于这种情况，医生们也难辞其咎，一部分是由于他们的无知，另一部分原因则正是他们明知兴奋剂的作用而仍然给运动员开出那些强效药物，而没有这些医生的处方，运动员是拿不到药物的 [20]。

奥林匹克运动于1938年正式表明立场，反对使用兴奋剂，这点与国际奥委会对业余体育运动的保护交织在一起，纠缠不清。这个时期的国际奥委会主席是比利时贵族亨利·德·巴耶-拉图（Henri de Baillet-Latour），他于1925—1942年接替了顾拜旦，担任主席职位。1939年春天，决定让德国举办1940年的冬季奥运会（但在德国入侵波兰两个月后，该决定被取消），这一决定在很大程度上给巴耶-拉图的奥委会主席的政绩留下了不光彩的一笔。不过，巴耶-拉图也因致力于保护体育的业余主义理念而闻名。1937年，他就体育的价值观和使用药物之间的关系提出了一个鲜明观点："业余性质的体育运动旨在改善人类的灵魂和身体，因此，只要使用兴奋剂的行为没有被杜绝，我们就必须不遗余力，加以阻止。"他得到了其他来自社会精英阶层的国际奥委会成员的支持，特别是西格弗里德·埃德斯特隆（Sigfrid Edström）、美国人艾弗里·布伦戴奇（Avery Brundage，一位坚定的业余主义支持者，在1952—1972年担任国际奥委会主席）、意大利贵族阿尔贝托·波纳科萨伯爵（Count Alberto Bonacossa）和德国人卡尔·里特尔·冯·哈尔特（Karl Ritter von Halt）。哈尔特是一位高级体育官员，他后来成为德国奥委会主席（1952—1960年）。另一位强烈支持反兴奋剂观点的支持者是英国埃克塞特侯爵——大卫·伯利勋爵（Lord David Burghley）。他是一名成功的运动员，参加了1924年、1928年和1932年的三届奥运会，他在1928年赢得400米栏金牌，在1932年赢得400米接力银牌。他出生在一个富裕的家庭，在瑞士的勒罗西学院、英国的伊顿公学和剑桥大学接受教育，并在剑桥大学担任体育俱乐部主席。他是个典型的业余体育运动绅士。他还担任过体育界的其他诸多领导职位，并在1946年成为国际田联主席。在国际奥委会的领导层之中，不同的社会阶层、业余体育运动的理念及使用兴奋剂之间的相互纠缠、相互影响，再一次清晰显现出来。

1936—1938年是国际奥委会对兴奋剂立场的形成时期，此前有多位医生向国际奥委会提交了报告，并提供了各种运动中使用兴奋剂的证据。1937年，艾弗里·布伦戴奇（Avery Brundage）就此事表达了自己的观点：“任何类型的药物或人工兴奋剂的使用，都要受到最严厉的谴责，任何接受或施用药物兴奋剂或人工兴奋剂的人，都应该被排除在体育运动或奥运会之外[21]。”国际奥委会讨论的最终结果，发表在国际奥委会1938年的公告中：“任何形式的药物或人工兴奋剂的使用，都必须受到最强烈的谴责，任何人不管以什么形式接受或提供兴奋剂，都不应该被允许参加业余体育比赛或奥运会[22]。”

尽管没有产生立竿见影的效果，但体育运动不是使用药物场所的这一理念，还是在20世纪20年代开始形成并在20世纪30年代后期成为国际业余体育运动最高水平比赛的正式理念。这并不是什么态度上的重大转变，因为在过去的几十年里，早已有迹象表明反兴奋剂的情绪一直在高涨。只不过，围绕这些早期规定的前前后后，形成了某种特定的社会文化格局。首先，这些政策指令是来自于业余体育运动的领导机构，即国际田联和国际奥委会。尽管围绕着足球运动员和自行车运动员也有使用兴奋剂的证据和传言，但没有迹象表明任何代表职业运动员或集体运动项目的组织，公开发表声明或政策。关于兴奋剂问题的分歧焦点，依然还是在业余体育爱好者和职业运动员之间。

其次，与此点相关的是，使用兴奋剂也代表着时髦和新潮。帮助推动这种新潮流的，包括对追求新知识感兴趣的研究人员、热衷于研发新药物、生产和销售药物的制药公司，以及提倡化学药物干预体育运动的医生，最后由受个人荣誉和金钱激励的职业运动员采用。在围绕反兴奋剂和体育业余主义的辩论中，"纯洁"的概念，乃至"干净"一词，都与"人造的"的概念成了对立面。理由很简单，这些职业运动员的出现，本身就是对业余主义精神的一种威胁。当然，这背后反映出来的是一种担忧，担心职业体育可能会压倒和摧毁业余体育及上层阶级在其中的主导地位，体育职业化会破坏体育运动的价值观念和道德规范。直到20世纪70年代，国际奥委会才放弃禁止职业运动员参加奥运会的规定。

最后，就是文化上的分歧，只是不像前几个那么明显。许多英国上层社会的业余运动员，如朗斯代尔勋爵和伯利勋爵，都有强烈的反兴奋剂观念，我们在前面提到过，朗斯代尔勋爵就认为使用兴奋剂"有失英国人的身份"。欧洲的上流社会，尤其是巴耶 - 拉图（Baillet-Latour），也强烈反对职业运动员带来的越来越大的威胁。相反，查尔斯·卢卡斯对 1904 年马拉松比赛中使用药物持赞扬态度。同样，在许多国家，工薪阶层的足球运动员、马拉松运动员和自行车运动员，在使用兴奋剂上面似乎也没有什么道德上的顾虑。

兴奋剂的使用，深受阶层、权力和业余与职业观念等各种相关因素的影响。因此，使用兴奋剂的含义是带有社会色彩的。虽然这些药物本身还没有被人们充分认识，但其不良反应在当时并不是一个真正被关注的问题。兴奋剂可以提高运动能力的潜力，超越了运动员依靠他们自己的天赋和付出的努力所能取得的成绩，这一点正逐渐成为核心问题。兴奋剂问题直击体育运动的核心问题，即业余和职业这两种对立观点之间的权力之争。这种分化非常明显：一方是肮脏的、人造的、职业的、底层的工人阶级，另一方是干净的、自然的、业余的、中上层阶级。而介于这两方之间的是新闻媒体。体育比赛出了好成绩，成为轰动新闻，报刊就会热销。关于体育界"阴暗面"的八卦消息和各种丑闻，更是媒体报道所好。运动员赢了，就会获得媒体的歌颂；但运动员如果是靠作弊取胜的，那媒体上就会骂声一片。

这种紧张关系，成了使用兴奋剂与反对兴奋剂两方争论的焦点所在，这一争论贯穿整个 20 世纪，并持续到了 21 世纪，此时社会环境出现了一些政策上的变化，但这些变

化的出现并非都与实际使用的兴奋剂药物本身有关，导致
这些变化的还有很多其他因素。

参考文献

［1］ W. Vamplew, *Pay Up and Play the Game* (Cambridge, 1988); R. Holt, *Sport and the British: A Modern History* (Oxford, 1990).

［2］ J. A. Mangan, ed., *Pleasure, Profit, Proselytism: British Culture and Sport at Home and Abroad, 1700–1914* (London, 1988).

［3］ W. Vamplew, 'Playing with the Rules: Influences on the Development of Regulation in Sport', *International Journal of the History of Sport*, XXIV/7 (2007), pp. 843–71.

［4］ P. Dimeo, *A History of Drug Use in Sport, 1876–1976: Beyond Good and Evil* (London and New York, 2007).

［5］ R. Christison, 'Observations on the Effects of Cuca, or Coca, the Leaves of Erythroxylon Coca', *British Medical Journal*, 1 (1876), pp. 527–31.

［6］ D. Courtwright, *Forces of Habit: Drugs and the Making of the Modern World* (Cambridge, MA, and London, 2001), p. 48.

［7］ G. Andrews and D. Solomon, 'Coca and Cocaine: Uses and Abuses', in *The Coca Leaf and Cocaine Papers*, ed. G. Andrews and D. Solomon (New York and London, 1975).

［8］ J. S. Haller Jr, 'The History of Strychnine in the Nineteenth-Century Materia Medica', *Transactions and Studies of the College of Physicians of Philadelphia*, XL (1973), pp. 226–38; p. 236.

［9］ T. A. Cook, *The Fourth Olympiad, London Official Report* (London, 1908).

［10］ Dimeo, *A History of Drug Use in Sport*.

［11］ R. Beamish and I. Ritchie, 'From Fixed Capacities to Performance-Enhancement: The Paradigm Shift in the Science of "Training" and the Use of Performance-Enhancing Substances', *Sport in History*, XXV (2005), pp. 412–33.

［12］ J. Hoberman, *Mortal Engines: The Science of Performance and the De-*

humanization of Sport (New York, 1992).

[13] L. Knighton, *Behind the Scenes in Big Football* (London, 1948), p. 74.

[14] Ibid., pp. 74–7.

[15] Dimeo, *A History of Drug Use in Sport*, p. 45.

[16] P. Karpovich, 'Ergogenic Aids in Work and Sport', *Research Quarterly for the American Physical Education Association*, XII (1941), pp. 432–50; p. 432.

[17] J. Gleaves and M. Llewellyn, 'Sport, Drugs and Amateurism: Tracing the Real Cultural Origins of Anti-Doping Rules in International Sport', *International Journal of the History of Sport*, XXXI/8 (2014),pp. 839–53.

[18] Ibid., pp. 842–3.

[19] International Amateur Athletic Federation, Annual Meeting Minutes, 1928, Section 17, Report by Mr Genet of France, 'appearance money', IOc Archives, p. 55. Cited in Gleaves and Llewellyn, 'Sport, Drugs and Amateurism' , p. 846.

[20] O. Reisser, 'Über Doping and Dopingmittel, *Leibseübungen und körperliche Erziehung*', pp. 393–4, cited in Hoberman, *Mortal Engines*, p. 131.

[21] A. Brundage, handwritten note (undated, likely 1937), Box 77, Folder 'IOc Meeting Minutes', Brundage Archives. Cited in Gleaves and Llewellyn, 'Sport, Drugs and Amateurism', p. 849.

[22] Bulletin officiel du Comité International Olympique, 1938, p. 30. Lausanne: International Olympic Committee. Accessed through the LA84 Foundation website: la84.org. Cited in I. Ritchie, 'Pierre de Coubertin, Doped "Amateurs" and the "Spirit of Sport": The Role of Mythology in Olympic Anti-Doping Policies', *International Journal of the History of Sport*, XXX1/8 (2014), pp. 820–38; p. 828.

第 2 章

速度与类固醇

在第一次世界大战之后到第二次世界大战之前这段时期，围绕着使用兴奋剂的争论，被各个体育组织和新闻媒体所报道。其中纠缠的两条主要线索就是科技的进步和阶层分化的意识形态，这两条斗争主线虽然并不总是所有矛盾的焦点，但却是最经常可见的争论原因。新的科学知识就意味着新的机会。企业家追求利润的欲望与运动员提高运动能力的渴望，都让兴奋剂的使用前景广阔，这也导致了那些想保护业余体育的传统价值人士和担心体育过度药物化人士的抵制。这些相互竞争的力量，在 20 世纪 40 年代末开始碰撞交火，并在 20 世纪 50 年代引发了一场关于药物在体育运动中作用的公开辩论。到了 20 世纪 60 年代，一种强效药物即合成代谢雄激素类固醇出现了。它的出现，使得运动员既可以改造身体，又可以提高运动能力。换句话说，类固醇给了运动员提高能力的手段和机会，这就顺理成章地把体育运动推向了一个新阶段。在反对使用兴奋剂的理想主义人士要求运动员们都应维护体育运动的"纯粹性"和"自然性"之时，社会上的其他人士则对运动员利用药物改造自己的精神和身体持开放态度。

安非他命

第二次世界大战结束后那几年，药物没有在体育运动中被禁止，许多国家在文化层面上对兴奋剂也都持接受的态度。另外，第二次世界大战还有潜在的一面，它促进了对兴奋剂的研究，并使人们越来越意识到兴奋剂在全球范围内对大众的好处。那些研究疲劳及如何减少疲劳的科学家们，不仅帮助了工厂里的工人和运动员们，而且对战争期间的所有人都造成了很大影响。安非他命（苯丙胺）和甲基苯丙胺（脱氧麻黄碱）这两种药物，在第二次世界大战期间被广泛使用。

1938 年，德国制药公司 Temmler 生产了甲基苯丙胺，取名为 Pervitin（脱氧麻黄碱，商品名"柏飞丁"），该公司成功地研发了一种将麻黄碱转化为甲基苯丙胺的方法。这种强大的中枢神经系统的兴奋剂，有可能对战争的结果起到至关重要的作用。1939 年 9 月，这种药物引起了奥托·兰克（Otto Ranke）的注意，他是一名军医，也是柏林军事医学院与国防生理学研究所的所长。他对 90 名大学生做了一个短期试验，从中得出的结论是，Pervitin 可能对士兵有正面作用。这次试验的结果非常引人注目，并且 Pervitin 很快成了军队里的常态药物。正如尼古拉斯·拉斯穆森（Nicolas Rasmussen）在一本关于兴奋剂广泛使用历史的书中曾经明确指出的那样。

> 在希特勒发动闪电战的头几个月里，德国军队广泛使用了这种药物。事实证明，Pervitin 在希特勒的士兵中很受欢迎：1940 年 4 月、5 月和 6 月，也就是闪电战的高峰期间，德国军队使用的甲基苯丙胺（Pervitin）总量竟高达 3500 万片。其实柏林方面并没有以任何特定方式下达过使用这种药物的命令，因此，使用这种药物的现象表明，这些需求来自前线士兵和医务人员自身 [1]。

类似的情形也出现在世界的东半球。日本军队也得到了甲基苯丙胺，其商品名为希洛苯（Philopon），由大日本制药有限公司（Dainippon Pharmaceuticals）生产。据估计，在 1939—1945 年，全世界总共生产了 10 亿片希洛苯。这对公众产生了巨大影响，它是一种风靡日本社会的药物。

英国军队也将安非他命用于战争目的。20 世纪 40 年代早期进行的几项研究表明，英国海军、空军和陆军都使用这种药物来对抗身体疲劳和精神疲劳。拉斯穆森对英国人使用这类药物情况的总结表明，他们与德国人的用法如出一辙。

英国军方对安非他命（即史克制药公司生产的苯丙胺）的需求量很大，战时总共需要 7200 万片。由于在空军和中东部队正式使用安非他命那段时间，英国禁止军事人员在没有特别许可的情况下在英国本土使用这种药物，因此这种药物的使用量几乎就代表了当时英军在所有战区的总使用量 [2]。

在第二次世界大战期间，媒体大量宣传了这类药物，作为一种对抗疲劳的方法，这导致了这类药物在战后也被迅速广泛使用。直到 20 世纪 70 年代或 80 年代，大多数国家对安非他命或甲基苯丙胺都没有法律上的限制。相反，它们带来了更广泛的好处：它们能减轻长途运输司机、夜班工人和熬夜备考学生的疲劳，这类药物还有抑制食欲的作用，因而还可以用来控制体重达到减肥的目的。

在使用兴奋剂和反兴奋剂忧虑的历史上，第二次世界大战时期对兴奋剂的研究和使用，非常重要且引人思考，因为它为日后双方的争论铺平了道路。在社会生活中普遍使用的这种药物，也不可避免地进入了体育运动的范围。一些职业运动员接受了这些药物的到来。事实上，许多人从中看到了提高比赛成绩和事业成功机会的新机遇。没有任何规则阻止他们，当时主要的商业化体育机构并不急于推行禁止使用药物的政策。一些业余运动员也沉迷于兴奋剂的使用。同样，也没有正式的规则反对它——国际奥委会1938年反对使用兴奋剂的声明还不算正式的条例——也没有任何社会理由反对（除了一些高层体育管理人士含糊不清的反对声音）。然而，到了20世纪50年代末和60年代初，在这个问题上，体育界内外的药物使用者、科学家和政策制定者都有不同的观点，这最终导致了国际上的几个主要体育组织采取了更为正式的做法。

第二次世界大战结束后，安非他命被引入体育运动。其原因有两点，一是因为许多国家在战后继续销售这种药物，二是人们对该药正面价值的认同感在不断加深。战后不久，美国的大学体育运动、拳击、橄榄球、田径和自行车运动中，都出现了这类药物使用的例子，尽管其效果的正面证据还不是那么确凿。此后奥运会上关于兴奋剂使用的争议，最早出现在1948年的伦敦夏季奥运会上。内科医生克里斯托弗·伍德沃德（Christopher Woodward）是英国参赛代表队的医学顾问，他为《自行车运动》杂志撰写了以下文章，随后又被《纽约时报》转载。

我开始怀疑，一些运动员在奥运会上服用了自制兴奋剂。两三周后，在阿姆斯特丹举行的世界自行车锦标赛上，我可以近距离观看比赛，我大部分时间都待在赛道上。除了我们自己团队的人，很少有人知道我是谁。因此，当一个喋喋不休的外国人偷偷地试图向我展示他最喜欢的，由"士的宁"、咖啡因和镇静剂混合而成的混合物时，请想象一下我惊讶的表情吧……（体育运动中的药物使用）比人们想象的更普遍……我刚去过瑞典，那里的人告诉我，这种情况在那里也经常发生 [3]。

有趣的是，在"喋喋不休的外国人"这种描述中，我们可以明显看出这种近乎有仇外情绪的怀疑别人的潜台词。这与朗斯代尔勋爵所说的"兴奋剂不是英国人的作为"没什么不同。这是对奥运会兴奋剂问题最早表示担忧的例子之一。四年后，在 1952 年的赫尔辛基奥运会期间，一名体育医生抱怨说，他在运动员的更衣室里发现了药物注射器。但当时的这种做法究竟有多普遍，很难从我们所掌握的零星证据中解读出来，这些证据大多都是外人观察得到的，而不是由使用者主动坦白承认的。

不过，一位名叫马克斯·诺维奇（Max Novich）的美国运动医生，提供了进一步的证据，他对自己美国同胞使用药物一事毫不隐晦。诺维奇在 1964 年的一次会议上就曾介绍过。

紧随着战后退伍军人重返大学，服用安非他命这种"活力丸"在职业运动员和大学生运动员中变得相当普遍。由于高中生运动员和教练员会受到职业运动员和大学生运动员的影响，因此安非他命在高中校际体育运动中也开始流行起来[4]。

反思当时的这种背景，后来在 20 世纪 70 年代的反兴奋剂圈子中声名显赫的英国体育管理者阿瑟·戈尔德（Arthur Gold）就没那么宽容了。他指责美国的体育环境助长了兴奋剂的使用，他写道，正是在这里，"体育运动中出现了大量滥用药物的现象"，这背后的原因与体育教练的工作不稳定性质密切相关。

> 体育运动在很大程度上掌握在大学和高中的手中，而教练员（他们的身份很像足球队的经理，但工作却比足球队的经理更没有保障）的职位通常是一年期合同，球队赢了，他们就能再干一年；球队输了，他们就立马失业，加入领取救济金的队伍……由于他们的大多数竞争对手实际上和其雇员处境相同，而且随时可以拿来当作牺牲品，因此他们会毫不犹豫地把药物引入美国的体育运动之中[5]。

联系起来看，诺维奇和戈尔德这二人的叙述表明，战后遗留的是对安非他命的宽容态度，而这种宽容态度又体现在了体育运动之中。体育工作条件苛刻，工作又不稳定，这些都增加了人们对提高运动能力的策略方面的需求。广泛的社会需求，导致全球范围内安非他命的生产和使用同步增长。

尼古拉斯·拉斯穆森将20世纪50年代人们对药物使用的普遍担忧作为反兴奋剂的背景：对职业体育运动中使用药物问题的担忧，与对街头民众和军队中的药物问题的担忧，开始同步上升 [6]。然而，在1945年，每天大约有200万片安非他命被出售给公众，作为治疗抑郁症或帮助节食的药物；从这一事实可以看出安非他命的常态化使用和人们对该药物的广泛接受程度 [7]。体育界人士寻求这些药物来帮助缓解疲劳、抑制焦虑或控制体重，这一点也不令人惊讶——尤其对"活力丸"这种具有明显正面作用的药物。如果输赢之间的区别可以归结为一个人是否"状态良好"，那么使用一种现成的并且数百万人也都在使用的东西，就是再合理不过的事情了。即使人们最初担心安非他命在社会的其他方面也正在成为一个普遍问题，但这都不足以阻止运动员们去使用这些药物，以图获得益处。

在1957年的一场有关体育运动中使用安非他命的高调公开辩论中，这种矛盾情绪得以突显。当时，一位著名的科学家指出，4分钟1英里跑的世界纪录可能是得益于安非他命的使用。赫伯特·伯杰（Herbert Berger）是研究药物成瘾方面的专家，他也是美国公共卫生署的顾问。同年6月，他在美国医学会（AMA）的一次会议上作了演讲。就像诺维奇和戈尔德一样，伯杰也指出，安非他命在美国各地的拳击运动和橄榄球运动中被队员和教练员广泛使用，而且是不加区别地普遍使用，同时也被高中体育、大学体育和职业体育的运动员们使用。伯杰的批评集中在三个主要方面：第一，使用安非他命可能导致"暴力贪婪和犯罪行为"；第二，体育兴奋剂可能导致更严重的药物成瘾；第三，包括4分钟1英里跑在内的各项运动记录，都是被使用药物的运动员打破的 [8]。前两项批评与社会问题有关，但第三项批评显然是针对体育运动的，这也预示了后来的反兴奋剂政策的出台。反兴奋剂的定义和管理方式也将会像关注健康、犯罪或药物成瘾一样，把关注的重点放在"作弊"或"用人工手段提高能力"上。

鉴于人们对打破1英里跑的记录都极为关注，伯杰的指责非常引人注目，但没有证据表明在此期间能成功跑进4分钟以内的运动员们服用了兴奋剂。众所周知，在1954年5月6日，第一个在4分钟内跑完1英里全程的人是一名英国医学生，名叫罗杰·班尼斯特（Roger Bannister）。班尼斯特是一名业余运动员，他没有进行过全职训练，也没有为打破这一记录而专门参加长跑训练。他的训练受到了一些新思想的影响，比如间歇训练，即运动员采取慢跑和冲刺交替进行的训练方法。还有其他一些运动员也取得了类似的进步，比如澳大利亚运动员约翰·兰迪（John Landy），在班尼斯特跑进4分钟内的46天后，他也完成了4分钟1英里跑。如果有关兴奋剂的指责确实存在的话，那么人们将会感到非常震惊和失望。即使当时还没有正式的反兴奋剂条例，但这样的指责和揭露，也会带着一丝在文化上的越界侵权感。

人们对伯杰的说法反应不一。尤其是田径运动员们，他们仍将兴奋剂与职业体育和道德堕落联系在一起，因此对伯杰的说法感到愤怒。罗恩·德兰尼（Ron Delany）就是一个例子，他在 1956 年墨尔本奥运会上赢得了 1500 米跑的金牌，他说道。

> 使用药物的想法从头到尾都是荒谬、疯狂的。我从没有使用药物来帮助跑步，我也不知道在世界上还有谁用过，这也包括那些 4 分钟 1 英里跑的运动员。田径是一项业余体育运动、一项干净的体育运动。我认为，没有人会愿意为了赢得比赛或打破纪录而付出这样的代价 [9]。

但也有其他运动员有不同的说法。曾参加 1948 年和 1952 年奥运会的澳大利亚游泳运动员朱迪 - 乔伊·戴维斯（Judy-Joy Davies）说："我们的一些游泳冠军勇敢地承认了他们服用兴奋剂，来帮助自己打破纪录。"新西兰中长跑运动员内维尔·斯科特（Neville Scott）也说，在 1956 年奥运会期间，几乎可以肯定地说，有些运动员服用了违禁药物 [10]。

美国体育运动中使用安非他命的新闻也被曝光。俄克拉荷马州的一名高中教练承认，他曾给学生运动员服用磷酸盐药片，并说其他高中的球队也曾服用过。两名美国橄榄球运动员承认，他们在 1955 年为多伦多的一支球队效力时，服用了苯丙胺。渥太华莽骑兵队的队医弗雷德·戴维斯（Fred Davies）称，加拿大的四支顶级橄榄球球队在赛前和赛中都给球员服用了兴奋剂 [11]。

继伯杰在美国医学会的那次演讲之后，奥运选手哈罗德·亚伯拉罕斯（Harold Abrahams）的兄弟阿道夫·亚伯拉罕斯（Adolphe Abrahams）给《泰晤士报》写了一篇长文，概述了在体育运动中支持和反对使用药物的论点。美国医学会对此也做出了回应，并成立了一个专门小组，名为"安非他命与运动员委员会"，主持开展相关的研究工作。与此同时，美国运动医学学会（ACSM）对此也很感兴趣，并进行了社会调查。根据它 1958 年的一份报告，在 133 份回复问卷中（来自训练员、教练和体育医生），35% 的人表示他们知道安非他命及其衍生物在体育运动中被使用；63% 的人相信这些药物能提高运动能力 [12]。

尽管阿瑟·戈尔德的评论主要针对的是美国运动员，但很显然，安非他命的使用在体育运动中已经非常广泛了。人们之前往往认为，只有职业体育运动员才会使用兴奋剂，而如今他们发现，许多奥林匹克运动员和其他业余运动员也都在寻求人工兴奋剂的有益效果。

戈登·皮里（Gordon Pirie）是一名英国长跑运动员，他在 1952 年、1956 年和 1960 年的奥运会上参加了 5000 米和 10 000 米的比赛，并在 1956 年获得了一枚银牌。他也是 1955 年英国广播公司（BBC）体育年度人物奖的第二位获奖者。1961 年，他写了一本书，名为《狂野奔跑》，书中回顾了他自己的体育运动生涯。在这本书中，他回忆起 1960 年奥运会上发生的一件事。当时一位"知名"的英国医生找到他，给他提供兴奋剂。当他拒绝的时候，在场的另一位医生说："你肯定是为数不多的几个不喝咖啡的人之一。"皮里目睹了其他运动员在使用苯丙胺，说这是一个"严重问题"，"主要原因就在于极端民族主义思潮，这点正在危害体育运动"。他继续指责其他国家的运动员，尤其是那些来自东欧和苏联国家的运动员。他还继续谈论到在当时来说那种健康恐慌论调，这种论调在不久的将来，将成为反兴奋剂活动人士口中的老生常谈："我认为，这是某些铁幕国家在比赛之前的标准做法。这些运动员超出常规的、突然的惊人能力，只能用使用了药物来解释。我认为，有些优秀运动员的运动生涯之所以如此短命，就是因为他们经常服用药物[13]。"

在这个时代，一些竞技自行车比赛的事故也被归因于滥用安非他命，而且这个问题似乎正在日益严重。1949 年，一名未透露姓名的自行车手被意大利一家医院收治，医生说他是"安非他命中毒"。这位运动员后来去世了。如果这是真的，那这可能是第一例因服用兴奋剂而死亡的案例。亚瑟·林顿（Arthur Linton）的死亡悲剧经常被认为是第一个这种例子，但没有证据支持这一说法。正如我们下面将要提到的，还有一个极不光彩的死亡案例也被错误地归因于兴奋剂，那就是 1960 年奥运会上丹麦自行车手克努德·埃尼马克·詹森（Knud Enemark Jensen）的死亡。

这是体育界第一起与药物有关的死亡事件，但它在很大程度上被忽视了。这可能是因为历史记录太零碎了，我们甚至还不知道那个不幸的自行车手的名字。然而，我们确实知道，自行车选手们都把使用这些药物作为日常生活的一部分。意大利传奇的自行车比赛冠军人物福斯托·科皮（Fausto Coppi）承认，情况确实如此。科皮赢得了几项主要赛事，其中包括 1949 年和 1952 年的环意大利自行车赛和环法自行车赛的双料冠军。他在退役后提到，许多自行车选手都服用了安非他命，而那些说自己没有服用过该药的人，就等于不懂什么是自行车比赛。至于他自己用没用，他承认说："我当然用，只要有需要，我随时都可以服用。"类似地，法国自行车选手罗杰·里维埃（Roger Rivière）在 1959 年打破 1 小时自行车比赛纪录时，就承认服用了"大剂量"的安非他命。

大约在这个时候，著名的体育医生皮埃尔·仲马（Pierre Dumas）开始意识到自行车选手对药物使用的宽容态度及其潜在风险。他说："那些自行车选手，不管给他们什么药物，他们都照吃不误。其实他们吃了什么东西并不重要，只要他们自己相信就行。"1959 年，他截获了一包"士的宁"，收件人是环法自行车赛的一支参赛队伍。1 年后，法国自行车队经理马塞尔·比多（Marcel Bidot）说："有 3/4 的选手都服用了兴奋剂。对此我很清楚，因为在比赛期间我每天晚上都要去查看他们的房间。每次查房之后，我离开时总是提心吊胆的。"同一年，仲马拜访了最终的比赛冠军加斯顿·南西尼（Gastone Nencini），发现他"躺在床上，两只胳膊上都在输着液，那是激素，他嘴里还叼着雪茄 [14]"。

在欧洲的足球界，一些球员、教练和队医都认为服用安非他命是完全可以接受的。1961 年，对意大利球员的一项调查显示，36% 的球员在比赛前服用过此类药物 [15]。在英国，媒体公开讨论了两起案件。1962 年，一支低级别联赛球队，奇本汉姆镇队的经理给队员们吃了兴奋剂，球队经理告诉《每日邮报》："这些药物在比赛的最后 20 分钟给小伙子们带来了额外的能量。我不认为这是不公平的。任何人都可以在药店买到，就像我一样 [16]。"

另一个重要的事件发生在 1961—1962 赛季和 1962—1963 赛季的埃弗顿球队，他们在 1962—1963 赛季赢得了联赛冠军。细节显示，球员们在比赛前服用了药物德纳米（Drinamyl，又称"紫心片"）和苯丙胺，以帮助他们提高能力。球员们在之后的一些聚会上也会使用同样的药物，作为娱乐消遣之用。《星期日人民报》称，这些药物"由某些俱乐部的官员们免费提供给球队中任何有需要的人"。实际上，这些官员们在比赛之前甚至训练期间，都会给球员们提供和分发药物[17]。球队的守门员叫阿尔伯特·邓洛普（Albert Dunlop），他对药物和酒精都已经上瘾了，他说，球员们在一场比赛前最多要服用四片药。作为回应，埃弗顿球队的董事会成员对此给出了解释，其中心意思是，使用安非他命是多么正常的一件事。他们否认与使用药物有任何直接关系，但表示，服用这些药物"完全是球员个人的选择，据我们了解，从医学角度看，在这种摄入量下，这类药物不会对人体造成任何伤害[18]"。

1962 年，关于安非他命的各项研究有了一个系统化的综述结果，涵盖了该药在不同情况下的各种潜在应用。科学家伯纳德·韦斯（Bernard Weiss）和维克多·拉蒂斯（Victor Laties）写道："毫无疑问，安非他命可以显著提高体育运动能力，即使是对推铅球这样的项目也是如此，本来在这类力量型运动项目中，人们看不到提高耐力和延缓疲劳能有什么作用[19]。"他们还讨论了该药潜在的负面问题。在他们的结论中，他们认为安非他命是一种"相当温和的药物[20]"。事实上，他们得出的结论是，安非他命甚至比咖啡因的好处更多。更具体点说，这份综述报告指出，安非他命可以改善情绪，不损害判断力，也不会使人上瘾。所以说，这种药物后来在体育界的使用变得如此迅速和普及，也就没有什么值得奇怪的了。

类固醇

合成代谢类固醇如何成为世界体育运动的一部分，这段历史包括了一些奇奇怪怪的故事和传说，需要我们慎重对待。众所周知，在 19 世纪后期，内分泌学的先驱查尔斯-爱德华·布朗-赛夸（Charles-Édouard Brown-Séquard），曾用豚鼠和狗的睾丸提取物在自己身上做过试验。在第一次世界大战和第二次世界大战的间隔时期，科学家们对类固醇又做了进一步的针对性实验，但进展缓慢。

1936 年的奥运会在柏林举行。很快就有传言说德国运动员服用了类固醇来提高成绩，后来这个说法被证明完全是无中生有。当然，这种想法就是一个象征意义。

还有一个明显的例子，据报道，英国足球队在 1938 年给他们的球员做了猴腺疗法。八卦小报以震惊和丑闻的口吻报道了这一消息。不过这些故事都没有足够的真凭实据 [21]。

1941 年，彼得·卡波维奇（Peter Karpovich）对潜在的增进身体功能物质做出评论，他的观点在科学上来说是属于中立的，他提出荷尔蒙疗法有可能提高身体的健康水平，但需要进一步的研究 [22]。四年后，备受争议的美国科学家保罗·德·克鲁伊夫（Paul de Kruif）也针对这一课题，出版了该领域的第一部专著。其中最出名的是他 1926 年发表的一篇开创性文章，该文章回顾了微生物科学知识的发展历程。后来他被人揭发出来，原来他就是匿名批评多位医生的医疗水平和行医手法的那个人，他也因此被洛克菲勒医学研究所解雇。1945 年，他出版了《雄性激素》一书，引起了美国媒体的广泛评论。该书封面的内容简介可以说很好地概括了他的核心观点。

> 雄性激素所揭示出来的魔力，远远超出了单纯的性本身。它能增强肌肉力量，它能消除精神疲劳，它能缓解心脏疼痛，它甚至能使那些饱受机体退化之苦的中年人重振雄风。

他将这一新的研究领域（他将研究这一领域的科学家称为"激素猎人"）与运动能力联系起来。

> 我们大家都知道，圣路易红雀队和圣路易布朗队，他们都是靠服用维生素获得冠军的。观察一个行业或专业团体尝试系统性地使用睾酮（睾丸素）后产生的效果，将是很有趣的一件事情，当然，这种事情要在一个称职的激素猎人的监督指导之下进行 [23]。

事实上，在这个时期，激素疗法的科学研究正在进行中。1944 年，一组美国研究人员给 6 名男性注射了由德国先灵（Schering）药业公司生产的甲睾酮，名为"Oreton-M"，为期 3 ～ 6 周。该研究结果发表在《临床内分泌学杂志》上，该研究证实了德·克鲁伊夫（de Kruif）的假设："增强了中枢神经系统的反射时间，增强了背部肌肉力量，并增加动态和静态工作性能[24]。" 1945 年，美国《商业周刊》杂志宣称："在所有种类的性激素中，据说睾酮具有最大的市场潜力[25]。"

尽管有了德·克鲁伊夫的著作和早期实验，但直到 20 世纪 50 年代初，我们才发现在体育运动中有使用类固醇的证据，当时我们遇到了另一个关于这一问题起源的奇怪说法。1954 年，在维也纳举行的世界举重锦标赛期间，两位体育医生在一起饮酒小聚。其中一位是美国举重队的队医约翰·齐格勒（John Zeigler），他后来担任了美国奥运会代表队的队医。当时，齐格勒在医学领域已经功成名就，他的研究领域是神经学，同时也在汽巴（Ciba）制药公司做兼职研究员。他与力量型运动员的接触，源于他自己在约克杠铃俱乐部的健身活动，该俱乐部的老板是新潮先锋力量型运动专家兼企业家鲍勃·霍夫曼（Bob Hoffman）。

作为一名医学专家，齐格勒能参与到竞技举重的圈子，是因为这项运动不断科技化和不断普及的结果。到 20 世纪 40 年代末期，美国和苏联之间在竞技举重运动项目上的竞争，在当时美苏冷战的大背景下，已经开始具有更大的象征意义了。哪个国家的男人是最强壮的，这件事开始变得意义非凡：这既是冷战的替代性标志，也是 20 世纪 50 年代和 60 年代似乎一触即发的核战争的替代性标志。两个大国在体育领域的这种角力竞赛，后来被戏称为"大规模军备竞赛"。与齐格勒在维也纳一起小酌的这位医生就来自苏联，他显然很想知道，美国举重运动员是否都在使用药物来帮助增强体能。当齐格勒否认美国举重运动员受到任何人为因素的干预时，据说他的这位苏联同行反而大大方方地承认，他的队员都使用了睾酮（睾丸素）。

如果说当时齐格勒对这一消息感到震惊的话，他也没有表现出来任何道德上的不安。毕竟，那个时候还没有关于兴奋剂的广泛争论，也没有什么规定说给男人服用一点额外的雄性激素就不科学了。既然知道苏联已经领先了一步，那美国就没有理由不迎头赶上。齐格勒利用从那位竞争对手那里收集到的信息，开始与汽巴制药公司和霍夫曼合作，将合成代谢雄激素类固醇推向美国市场。根据他自己的说法，他的目标是开发出一种药物，使其对身体产生的不良反应最小并且可控。然而，现实似乎是直接迎合了高水平教练员和运动员们的竞争本能，以及制药巨头们的精明商业头脑。他们合作的成果就是"大力补"（Dianabol），它是去氢甲睾酮的一种，该药物于 1955 年首次被研发成功。"大力补"于 1957 年获得专利，1958 年开始销售，它将成为一种在商业上最成功的合成代谢类固醇药物。

"大力补"背后的想法是提供一种安全的方式来增加肌肉和力量，也就是期望能达到类似于睾酮的那种效果。齐格勒和霍夫曼与美国一些顶尖举重运动员和健美运动员一起合作，他们还为准备 1960 年罗马奥运会的奥林匹克运动员提供支持。初步结果喜忧参半：一些举重运动员不喜欢服用"大力补"，也没有看到它的好处，因此美国队仍然错过了在该届奥运会上的成功 [26]。然而，该药品一上市，人们对它的兴趣很快就从高水平的力量型运动选手扩展到低水平的力量型运动选手及其他运动项目上。当时并没有禁止使用这些药物的规定，所以对这些药物的使用也就没有任何限制。针对体育运动的反兴奋剂规定，直到 1976 年才涵盖到类固醇的使用，汽巴制药公司直到 20 世纪 80 年代中期，还在美国继续销售"大力补"。此后，该药被美国和许多欧洲国家的药物法和刑法所管制，但"大力补"的生产甚至一直持续到今天。私底下的暗中使用也持续存在，因为它被认为是一种不良反应最小的高效类固醇。

到了 20 世纪 50 年代末，像鲍勃·霍夫曼这类企业家们开始充分利用与健身运动相关的新机遇——举办大型的力量型体育比赛、销售健身房会员卡、创办杂志和兜售营养品。力量型运动员都要学习如何管理他们的正常饮食以适应他们的训练计划，他们也被鼓励购买专业的膳食补充剂，以帮助增加肌肉。在 1960 年罗马奥运会前夕，霍夫曼和齐格勒把"大力补"介绍给了一群知名的举重运动员。这种药物被认为是合成更多蛋白质需求的进一步延伸，睾酮的使用，使得蛋白质的合成更加有效。而合成代谢类固醇不但模仿了这种效果，而且效果更加理想，因为它没有直接注射睾酮时产生的过多雄激素后果。

齐格勒在 20 世纪 60 年代初与温斯洛普（Winthrop）制药公司合作，试图寻找一种更好的类固醇。他们要寻找的"圣杯"，是一种既能提高运动能力又没有不良反应的药物。从1960—1962 年，齐格勒开始协助运动员路易斯·里克（Louis Riecke）。里克是来自新奥尔良的重量级举重运动员，他曾在 1955 年获得全美青年冠军。温斯洛普的药片和"大力补"的结合，再加上先进的训练方法，协同产生了良好的效果。在齐格勒的指导下，里克在 1964 年打破了世界举重的抓举纪录，但因伤未能参加奥运会。与齐格勒一起合作的还有另一位力量型运动员，名叫比尔·马奇（Bill March），他在 1961—1965 年获得过五次世界冠军，创造了俯卧撑世界纪录并在国际比赛中获得前五名 [27]。虽然在后来的几年里，齐格勒对曾鼓励过一些运动员大量使用类固醇感到有些自责，但在 1965 年，齐格勒还是说，他的目标是实现"超人般的身体能力 [28]"！

到 1964 年奥运会的时候，类固醇的使用已经非常广泛了。英国教练员汤姆·麦克纳布（Tom McNab）对他在奥运会上看到的情况感到非常惊讶。

> 作为奥运会的观察员，当时我和我的老朋友罗恩·皮克林（Ron Pickering，现已故）一起参会。有一

天，罗恩和我一起回到我们下榻的酒店，他告诉我说，在早餐的时候他看见美国队的队员们在服用各种药片、维生素，以及一种叫作合成代谢类固醇的新东西。但我从来没有听说过这样的事情，这对我来说也没什么意义。但是在接下来的六年时间里，很明显，大家都在服用增肌类的药物，因为运动员们的比赛能力都在大幅提高，尤其是在投掷类项目和十项全能的比赛中[29]。

从这一时期开始，类固醇的迅速普及与奥林匹克的理想主义发生了直接冲突，这让那些从事体育工作的人士陷入两难。在接下来的 15 年里，一直没有方法可以检测类固醇的使用。即使到了 1975 年，奥林匹克开始引入了一种检测方法，但此时的检测也几乎立刻就失去了效果，因为参与其中的每个人很快都想出了应对办法，从而逃避被抓。类固醇的使用成了一种流行病、一个产业、一个公开的秘密。很快，类固醇从力量型体育运动的这一小范围领域，扩展到了团队型体育运动、田径运动及游泳运动。当时还没有任何组织禁止使用这些药物：国际奥委会和其他组织机构都正在等待检测办法的研究成熟。因此，想要不使用类固醇，唯一的考虑理由就是为了健康，尽管当时还不清楚其对健康的全面影响。至于使用类固醇在道德方面的考虑，在某些方面来说大家也都是出于实用主义的：类固醇随时可以拿到，别的运动员也都在使用，如果我们不用，我们就会吃亏，所以我们也应该使用。那些遵循这一逻辑并为运动员制订训练计划和药物使用计划的国家，他们的运动员就会在比赛中取得好成绩，获得奖牌和奖励，而运动员的健康问题不在他们的考虑范围。

从 20 世纪 60 年代到 70 年代，有许多运动员使用类固醇的例子。据报道，英国的力量型运动员开始使用类固醇，因为"有一些人"在协助运动员为 1966 年的英联邦运动会进行训练，这些训练方案就包括类固醇的使用 [30]。类固醇在美国的大学体育和职业体育中也变得很常见。1968 年，一位美国橄榄球教练对某报记者说："我敢说，任何一个从大学毕业进入职业橄榄球队的人，在过去的四年里都一直在服用类固醇。"1969 年，某份报纸所做的调查表明，包括圣迭戈闪电队、堪萨斯城酋长队、亚特兰大猎鹰队和克利夫兰布朗队在内的顶级职业橄榄球球队，都在使用类固醇。该记者还指出："人们对激素的信仰是如此深入人心，已经证实有这种事例发生，即有些职业球探会向大学生运动员提供这种药物，而大学体育的招生人员则会向高中学生运动员提供这种药物 [31]"。

类似的报道很快就出现在奥运选手身上。汤姆·瓦德尔（Tom Waddell）以十项全能运动员的身份参加了 1968 年的奥运会，他后来成为了一名医生。他观察到，有超过 1/3 的美国田径队队员会在赛前的高原训练营中使用类固醇。说到奥运会本身，英国医生佩恩（A. H. Payne）也有过类似的评论。

　　我敢肯定，奥运会的各项比赛成绩之所以如此亮眼，其中的一个因素就是类固醇的广泛使用。有传闻说，在包括 1500 米在内的所有径赛项目上，美国队的教练都给其队员们服用了类固醇[32]。

　　20 世纪 60 年代末，民主德国①出现了一个组织严密的兴奋剂系统，尽管他们的许多竞争对手似乎也都在使用兴奋剂。这个拥有 1600 万人口的小国，是第二次世界大战之后及冷战期间欧洲重组的产物。起初，民主德国还是以一个统一的代表队参赛，到了 1968 年，民主德国首次以一个新国家的名义参加奥运会。这不过是一场谦虚并且适度的表演，民主德国的运动员在夏季奥运会上获得了 25 枚奖牌，在冬季奥运会上获得了 5 枚奖牌。大约就在这个时候，有一种新的合成代谢类固醇药物被研发出来，名为"口服特力补"。

　　于是，"口服特力补"就与民主德国的体育紧密联系在一起了。这种药很快就由民主德国的国家制药公司耶拿制药（Jenapharm）生产出来了。在国家系统的严密组织下，在教练员和医生的大力支持下，这些药物被分发给了精英

---

① 译者注：即德意志民主共和国。

运动员。到了 1972 年，这些药带来的成功是显而易见的，民主德国运动员在夏季奥运会上赢得了 66 枚奖牌，在冬季奥运会上赢得了 14 枚奖牌。民主德国打破了奥林匹克运动中的旧有模式——奖牌的数量与人口规模和国内生产总值（GDP）有关，在此之前，获得奖牌最多的国家通常也是人口最多的和最富有的国家。民主德国找到了一种专注、高效、快速的赢得奖牌的方法。民主德国体育系统的重点之一，就是女子运动项目。民主德国体育制度还有另一个特别之处，那就是对兴奋剂的使用剂量和使用结果都有详细记录。1989 年柏林墙倒塌后，其中的许多记录流向国外，现在保存在美国的档案馆中。因此，我们得以看到一些重要的证据，确切地表明"口服特力补"对于民主德国的体育成功是多么重要。

民主德国的女性运动员充分展示了这个体育系统组织的成功。1972 年，年仅 13 岁的科内利娅·安德（Kornelia Ender）赢得了 3 枚游泳银牌。4 年后，她成为第一个在同一届奥运会上获得 4 枚金牌的女子运动员，而且这四枚金牌全部都打破了世界纪录。在她的职业生涯中，她一共打破了 32 项个人项目的世界纪录。1973—1976 年，她每年都当选为民主德国的年度女运动员。

1976 年的夏季奥运会，进一步证明了科学的人才培养方法和使用类固醇的成功。现有的民主德国体育记录表明，在体育运动中达到精英水平的运动员将被列入"u-m"计划，这意味着他们的教练和医生将协助他们使用药物。他们对药物的使用剂量进行仔细的监测，最初只是为了根据训练计划和成绩目标（如在奥运会上或世界锦标赛上获得奖牌）来优化药物剂量。然而，当类固醇的检测手段在 1975 年被开发出来并在 1976 年奥运会上引入实施时，教练和医生的监测工作内容随之也增加了一项，那就是如何帮助运动员逃避检测。当时已经明确知道，"口服特力补"在 3 周内就会从运动员的体内"洗脱干净"，他们可以据此相应地调整用药时间和用药剂量。运动员在出国参赛之前都会进行药物预检，如果检测结果呈阳性，那就找个借口不让他们出国参赛。

考虑到它较少的人口数量和不那么强大的经济实力，民主德国精英体育体制的成就更加令人刮目相看。1976 年的夏季奥运会，民主德国在奖牌榜高高居上，名列第二，仅次于苏联。当时，苏联独占鳌头，总共获得 125 枚奖牌，而民主德国和美国分别获得 90 和 94 枚奖牌。民主德国之所以能在奖牌榜排名第二，是因为它的金牌数量多于美国，金牌数量苏联 49 枚，民主德国 40 枚，美国 34 枚。而前联邦德国比民主德国面积更大，经济也更强，却仅获得 10 块金牌，远远落后于民主德国，排在第四位。还有一点值得注意的是，民主德国的参赛选手数量也相对较少。他们一共才派出了 267 名运动员，而苏联则是 410 名，美国是 396 名。很明显，民主德国在国际体育运动中发挥了超过其体量的作用。同年,民主德国在冬季奥运会上的总成绩也位居第二,仅落后于苏联,高于美国。

20世纪的60年代至70年代,体育运动中的兴奋剂使用发生了巨大变化。这期间,体育运动的发展也同时出现了很多重要变化:新的教练方法和新的训练方法;更多的全职运动员;先进的训练设施和训练设备;优化训练能力和比赛能力的科学研究;运动心理学在体育中的新作用。在这种背景下,我们可以大致地说,在20世纪60年代中期到70年代中期,对于某些运动员群体来说,合成代谢类固醇只不过是他们获得成功的众多武器中一种。对该类药物不禁止,也不检测。唯一的遏制力量就是一种定义模糊的吓人说法,即类固醇可能会导致一些不必要的不良反应,例如,心脏损伤和器官损伤、痤疮、多毛症和生殖器畸形。

很少有运动员直接承认使用类固醇的记载,这可能在一定程度上是由于体育界的竞争本质:没人愿意将自己的商业秘密泄露给对手,也可以解释为药物作为提高运动能力的人工手段,其名声并不好听。尽管类固醇的使用并没有被禁止,但新闻媒体和体育组织的领导人,尤其是那些坚持业余体育传统的人,仍然不赞成使用类固醇。

从1964年的奥运会开始,与使用类固醇有关的各种新闻开始层出不穷。哈罗德·康诺利(Harold Connolly)是一名美国链球和铅球运动员,曾在1956年的奥运会上获得金牌,并在1964年奥运会上开始使用类固醇,一直持续到

1972 年。他在 1956—1965 年一直保持着链球的世界纪录，并将纪录从 68.54 米提高到了 71.26 米。此后，世界纪录开始突飞猛进，接下来的纪录保持者是匈牙利的久拉（Gyula Zsivótzky），他投出了 73.74 米，仅比康诺利的纪录晚了三个月。在短短 20 年的时间里，来自民主德国、前联邦德国和苏联的运动员，又将这一纪录提高到了 86.74 米。当然，我们不能确定类固醇在这一体育成就的历史中所扮演的确

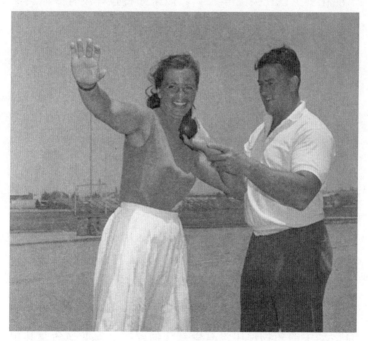

美国铅球运动员康诺利（右）与妻子奥尔加的合影，后者在 1956 年的奥运会上代表捷克斯洛伐克赢得了铁饼金牌（摄于 1964 年）

切角色，但很有可能的一点，就是许多顶尖的投掷运动员都使用了类固醇。尽管康诺利也一直在使用类固醇，但他在 1960 年和 1964 年的奥运会上只获得了第八名和第六名，而且也未能获得 1968 年和 1972 年奥运会的参赛资格。

肯·帕特拉（Ken Patera）是一位肯公开谈论使用类固醇的美国举重运动员。在备战 1972 年的奥运会期间，帕特拉告诉一家报纸的记者，他和他的苏联老对手的区别就在于能花多少钱在类固醇上 [33]。后来帕特拉并没有参加当年的比赛，多年后，他说有件事令他很惊讶：在他对使用类固醇高谈阔论之后，就再也没有哪个美国体育官员找过他。举重生涯结束之后，帕特拉成为当时的世界摔跤联合会（WWF）的当红明星，与胡克·霍根（Hulk Hogan）等名人一起表演摔跤。后来他也承认，在 20 世纪 80 年代和 90 年代，使用类固醇也是世界摔跤联合会的一种组织文化。

体育是生活的镜子

有一段很明显的时期，药物的使用先是在社会面上迅速增长，然后，作为一种副产品，也会出现在体育运动中。这一显著的变化，发生在第二次世界大战结束后的一段时间里。在第二次世界大战结束后的大约 15 年时间里，体育运动中的药物使用没有受到任何限制。安非他命及其相关药物在体育运动中变得越来越普遍，合成代谢类固醇也慢慢被力量型运动员使用和接受。虽然业余体育组织对使用人工兴奋剂表示担忧，但在业余精英运动员和亚精英运动员中，兴奋剂的使用似乎也与职业运动员中一样普遍。有明显的需求，也有新的供应渠道配套。想要对这种现象做出解释，就需要看到更广泛的社会层面，这种文化上的变化和政策上的变化，互相交织并且已经渗透到了体育运动中。

社会学家尼古拉斯·罗斯（Nikolas Rose）认为，到20世纪中期，西方社会已经偏离了宗教的理想和心灵的疗法。这些社会越来越多地寻求用化学方法来解决精神问题。安非他命对中枢神经系统起作用，可以减少疲劳、使人清醒和振奋情绪。人们开始想象这一新药可以帮助他们对抗抑郁、焦虑和类似的疾病。罗斯称其为"神经化学上的自我"，他还进一步说明，制药公司销售的产品不仅可以治疗疾病，而且还可以增强那些健康个体的体能。因此，这些药物不再仅仅用于治疗具体的疾病，而是成了日常生活中使用的常规药物 [34]。无论是业余体育玩家还是较真的职业运动员，争强好胜早已成为他们的生活方式，反映了他们的自我意识、雄心壮志和个人荣誉。因此，这些人尝试用合法但不健康的方式来提高这种竞争力，也是不难理解的。

伴随着药品行业的这种变化，体育行业也发生了变化。在和平与繁荣时期，休闲体育活动是西方经济生活中的重头戏。奥运会就是体育商业化扩张的一个最好例子。1948年，

"紧缩奥运会"在伦敦举行，来自59个国家的4000多名运动员参加了比赛。在1952年（赫尔辛基）和1956年（墨尔本）奥运会取得相对成功之后，1960年的罗马奥运会规模更大，共有来自83个国家的5300名运动员参加。英联邦运动会也出现了类似的增长，1950年有来自12个国家的590名运动员参加，到了1962年，进一步增加为来自35个国家的860名运动员。

随着竞技体育的不断发展和不断强化，它背后的支持结构也在不断发展壮大。1952年，英国运动医学协会创立；1964年，《英国运动医学杂志》创办；1954年，美国运动医学学院成立。如前所述，4分钟内跑完1英里的记录被打破，这为运动员们打开了新的可能性之门。在像足球这样的团体运动中，那些出名运动员的地位，也随着与赞助商签约的机会增多而水涨船高。公众对体育的兴趣与商业化结合，为职业体育的发展创造了更多途径。

对于一些运动员来说，更广泛的社会层面的药物常态化，与他们自己的野心和抱负正好契合，因为在这种大背景下，使用药物不仅是可以被接受的，而且也是完全符合规定的。鉴于各个体育组织在推行任何形式的禁药措施方面一向步伐缓慢，运动员们服用药物也就不足为奇了。实际上，可以这样说，要是那些大型制药公司都不去宣传自家的药品对运动员有潜在价值，要是那些球队的经理们都不去规划和组织自己球队的用药项目，那才是咄咄怪事呢。

体育的意义: 纠结的开始

在探究药物政策和药物检测的起源之前，我们有必要先来考虑一下这个问题，即为什么在 20 世纪的 50 年代，兴奋剂的使用并没有成为体育运动的必不可少的一部分。是什么东西阻止了那个时候的运动员们使用药物？一种可能的原因（或者说至少是部分原因）就在于体育运动的本质，更通俗一点说，就是人们心中所想的从事体育运动究竟是为了什么，体育运动的本身又是什么。对体育运动的理想这一问题，因时间和场合不同，人们的看法也不相同。对于某些运动员和他们的教练来说，唯一重要的事情就是比赛获胜。在极端情况下，这种想法会导致运动员为了在比赛中取得胜利而甘愿冒险。20 世纪 80 年代有过一项调查，这项调查的结果经常被人引用，但其可靠性却令人生疑。该调查声称，有相当一部分奥运会运动员会为了金牌而愿意牺牲自己的长期健康。然而，从 20 世纪 50 年代到今天，还有许多运动员都把体育运动作为一种促进身体健康、友好竞争、道德自律、坚持不懈和公平竞争的文化的一部分。罗杰·班尼斯特（Roger Bannister）就是一个例子。他没有像 20 世纪 50 年代的其他运动员那样，沉迷于兴奋剂。对于这种运动员来说，使用药物将有损于把体育运动作为一种爱好或一种事业对他们的吸引力。

自 20 世纪 60 年代以来，反兴奋剂的理念和政策一直都是基于这样一种感觉，即使用药物的动机都与外部力量有关，这些外部力量需要加以控制：过度的个人主义、国家荣誉和国家政治、金钱报酬，以及在个人、机构或政府的强迫之下不得不服用兴奋剂。因此，反兴奋剂绝不仅仅是关于吃药或打针；而是关于使用药物的"意义"所在。这种"意义"在体育运动中是独一无二的，这就是为什么有些药物在体育运动之外是合法的，但对运动员来说却是被禁止的。正如我们将看到的，其中一个不清不楚的禁忌项目就是血液兴奋剂，因为它不涉及使用药物。血液回输通常只是一个操作过程，涉及的只是运动员自己的血液，这很难被视为麻醉药品或违禁物质。

很难想象，第二次世界大战结束到 20 世纪 60 年代早期的这段时间，竟然是安非他命使用的黄金时代。它们由全球制药公司生产并销往世界各地，并被宣传为治疗所有社会群体身心健康的灵丹妙药，无论男女老少，不管是各种无伤大雅的疾病还是相当严重的疾病。这种药可以产生额外的"活力"，让人精神振奋、充满活力和神采飞扬。该药受到了军人、工人、艺术家和作家的好评，也难怪它们最终也会被运动员们采用。

正如我们将在下一章中讨论的，从 20 世纪 50 年代末开始，有关安非他命使用的几起关键事件，点燃了体育运动中的反药物情绪。有些声音开始响应体育运动医生的呼声，那些医生认为"必须采取一些措施"，来阻止运动员服用过量的药物而危及健康。

如果我们从 21 世纪关于"干净"体育和规范化的反兴奋剂环境的观点来看，那么就很难说当时服用安非他命的运动员没有做错什么事情了。不过，正如我们上面说过的，运动员们当时所服用的兴奋剂，也是同时期数百万人每天都在使用着的。这绝不是后来人们所说的那种兴奋剂手段（形成这种局面的部分原因也是反兴奋剂工作所造成的）：使用地下和秘密的手段，去寻求最新药物和最新科技方法，来提高运动能力。相反，在 20 世纪 40 年代和 50 年代，使用安非他命跟使用咖啡因没有什么大的区别：社会普遍接受，随处都可买到，适量使用没有危害。所谓的第二次世界大战之后的兴奋剂危机，需要从随后发生的一系列事件中往前回顾，才可称得上是一场危机。

参考文献

［1］ N. Rasmussen, *On Speed: The Many Lives of Amphetamines*(New York, 2008), p. 54.

［2］ Ibid., p. 71.

［3］ C. Woodward, *New York Times*, 1 October 1948.

［4］ M. Novich, 'Use and Misuse of Drugs to Improve Athletic Performance', in *Proceedings of the International Congress of Sport Sciences*, ed. K. Kato (Tokyo, 1964).

［5］ A. Gold, 'International Policy and Philosophy of Drug Control in Sport', in *Drug Abuse in Sport: Report of a Sports Council Symposium for Governing Bodies*, 27 March 1985 (London, 1986).

[6] Rasmussen, *On Speed*, p. 193.

[7] Ibid., p. 85.

[8] *The Times*, 6 June 1957.

[9] *New York Times*, 7 June 1957.

[10] *New York Times*, 8 June 1957.

[11] *New York Times*, 8 June 1957.

[12] R. H. Raynes, 'The Doping of Athletes', *British Journal of Sports Medicine*, 4 (1969), pp. 145–62; p. 148.

[13] G. Pirie, *Running Wild* (London, 1961), pp. 28–9.

[14] Cited in W. Fotheringham, *Put Me Back on My Bike: In Search of Tom Simpson* (London, 2007), p. 160.

[15] Council of Europe, *Council of Europe Committee for Out-of-School Education, Doping of Athletes: Reports of the Special Working Parties* (Strasbourg, 1964).

[16] *Daily Mail*, 10 September 1962.

[17] *Sunday People*, 13 September 1964.

[18] *The Times*, 12 September 1964.

[19] B. Weiss and V. G. Laties, 'Enhancement of Human Performance by Caffeine and the Amphetamines', *Pharmacological Reviews*, XIV /1 (1962), pp. 1–36; p. 6.

[20] Ibid., pp. 1–36; p. 32.

[21] P. Dimeo, *A History of Drug Use in Sport, 1876–1976: Beyond Good and Evil* (London and New York, 2007), p. 44.

[22] P. Karpovich, 'Ergogenic Aids in Work and Sport', *Research Quarterly for the American Physical Education Association*, XII (1941), pp. 432–50.

[23] P. De Kruif, *The Male Hormone* (New York, 1947) cited in W. Taylor, *Macho Medicine: A History of the Anabolic Steroid Epidemic* (London, 1991), p. 16.

[24] E. Simonsen, W. C. Kearns and N. Enzer, 'Effect of Methyl Testosterone Treatment on Muscular Performance and the Central Nervous System of Older Men', *Journal of Clinical Endocrinology*, IV/11 (1944), pp. 528–34.

[25] Cited in J. Hoberman, *Testosterone Dreams: Rejuvention, Aphrodisia, Doping* (Berkeley, CA, 2005), p. 3.

［26］ J. Fair, 'Isometrics or Steroids? Exploring New Frontiers of Strength in the Early 1960s', *Journal of Sport History*, xx/1 (1993), pp. 1–24.

［27］ Ibid.

［28］ Ibid., p. 23.

［29］ T. McNab, 'Why Do Competitors Take Drugs?', in *The 4th Permanent World Conference on Anti-Doping in Sport, 5–8 September 1993, Conference Proceedings* (London, 1993).

［30］ A. H. Payne, 'Anabolic Steroids in Athletics (Or the Rise of the Mediocrity)', *British Journal of Sports Medicine*, IX/2 (1975), pp. 83–8.

［31］ B. Gilbert, 'Drugs in Sport: Problems in a Turned-On World', *Sports Illustrated* (23 June 1969), pp. 64–72.

［32］ Payne, 'Anabolic Steroids in Athletics', p. 83.

［33］ T. M. Hunt, Drug Games: *The International Olympic Committee and the Politics of Doping, 1960–2008* (Austin, tx, 2011).

［34］ N. Rose, 'Neurochemical Selves', *Society*, XLI (2003), pp. 46–59.

第 3 章
药检的开端

在 20 世纪 50 年代期间，尽管安非他命的使用在许多国家达到了顶峰状态，但与此同时，体育界内外对使用兴奋剂后果的担忧也在与日俱增。事实上，对使用兴奋剂的担忧甚至传到了梵蒂冈。1956 年，教皇庇护十二世曾说过，他对这些"严重的有害物质"感到担忧。国际奥委会也立即采纳了这一说法，并在其《公告》中重复了这一说法 [1]。1960 年 2 月，国际奥委会主席艾弗里·布伦戴奇（Avery Brundage）向国际奥委会成员提出了这个问题，并含糊地表示需要做出一些回应 [2]。

20 世纪 50 年代末到 60 年代，自行车运动中兴奋剂的使用一直有增无减。我们将在本章的后面部分再次讲到那位传奇的法国自行车手雅克·安奎蒂尔（Jacques Anquetil），他在 20 世纪 60 年代对兴奋剂持开放态度。他是第一个五次赢得环法自行车赛冠军的人，第一次是在 1957 年，然后在 1961—1964 年蝉联冠军。安奎蒂尔是他那一代人中优秀的自行车选手。他的职业生涯开始于服用安非他命可以被接受的时期，然后达到顶峰，但随着新的反兴奋剂规则开始生效，他的职业生涯也就结束了。

1960 年罗马奥运会上，21 岁的丹麦自行车手克努德·伊内马克·詹森（Knud Enemark Jensen）在 175 千米的比赛中死亡，这一事件使兴奋剂问题成为人们关注的焦点。安非他命很快被认为是导致他死亡的原因。然而，自 20 世纪 60 年代初以来，詹森的悲惨死亡一直被人误解，这主要有两个原因：其一，精英自行车运动和业余体育奥运会这两个阶层的冲突；其二，将这起死亡事件与安非他命的使用联系起来，有助于反兴奋剂活动人士提出的对违规者进行监管、检测和禁赛的理由。然而，就像对兴奋剂危害过分简单化的断言经常出现一样，这其中的真相却更加微妙。

詹森是强大的丹麦自行车队的一员，但他在比赛过程中开始出现异常。他突然偏离了比赛路线，不得不被他的两名队友扶着。当他最终从自行车上摔下来后，医务人员把他带到了医疗帐篷里，很不幸，他在那里死去。在詹森去世后的几天里，丹麦车队的经理说，他给车手们服用了一种名为 Roniacol 的药物，这是一种舒张血管的药物，旨在改善血液循环。没有证据表明詹森确实服用了安非他命，但这一事件很快就被错误解读为"因兴奋剂而死亡"的故事场景。事实上，当时的天气状况，才是导致詹森死亡的部分原因所在。这场比赛是在意大利的炎热夏季进行的，下午气温可高达 40℃（104 ℉）。帐篷里的温度甚至还要高，可能接近 50℃。最可能的解释是詹森死于中暑，责任本应落在比赛的组织者身上，是他们没有照顾好参赛选手。但正好相反，责任却转移到了丹麦的车队经理和这位年轻的自行车手身上了。丹麦媒体的调查人员在 21 世纪初发现了最初的尸检报告，这份尸检报告称，詹森的身体里并没有发现药物。而在此之前，詹森的名声一直都不太好。尽管当时警方进行了调查，但没有采取任何行动追查刑事案件。不过，这个故事还是在报纸上广为流传，并得到了医学专业人士的支持，在随后的几十年里，那些想支持反兴奋剂的作家们也都会经常提到这个事件。就连世界反兴奋剂机构（WADA）的网站上，在其关于兴奋剂历史的简介中，有很长一段时间提及詹森时仍说他死于安非他命，直到 2017 年才被撤销。

具有讽刺意味的是，同年美国举重队使用"大力补"所有反兴奋剂的批评指责却集中在了詹森身上。不过，詹森的死亡在国际奥委会内部还是引起了一定反响。奥委会主席布伦戴奇指示亚瑟·波利特（Arthur Porritt）成立了一个医疗委员会，其中就包括制定反兴奋剂的规则。波利特是典型的上层社会的业余体育爱好者。1924 年，他代表新西兰参加了巴黎奥运会，与哈罗德·亚伯拉罕斯（Harold Abrahams）同场比赛，获得第三名。这场著名比赛，后来在英国电影《烈火战车》中得以重现。

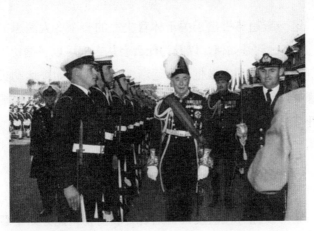

亚瑟·波利特爵士（中），
1961—1967年担任国际奥委会医学委员会第一任主席

　　国际奥委会主席指示成立负责组织反兴奋剂工作的专门委员会，这是反兴奋剂工作制度化的首个国际样例。这将进一步塑造反兴奋剂工作如何从一个模糊概念转变为一个具有高度影响力的政策制度。其他国际体育组织也在其会议和内部委员会会议上讨论了控制兴奋剂的方法，并且开展了与科学研究人员的合作。正是在这个时期，反兴奋剂的各种规则和道德规范得以明确形成，其核心理念就是所有运动员都应该是"干净的"。这一做法的出发点是基于两种想法：科学将提供药物控制的各种方法，具有法律约束意义的政策规定将提供足够的惩罚措施来阻止可能的用药者。这一新趋势引出了关于体育史上的一个令人深思的问题：体育运动是如何，以及为什么会从人们可以普遍使用兴奋剂而不会受到太多批评，逐渐演变成为现如今运动员人人都受制于严苛的用药规定、严密的人身监视乃至极端的公开羞辱和令职业生涯中止的污名这种局面的？

意大利：药检发源地

第一次地方性的反兴奋剂调查和药物检测开始于意大利，该工作由安东尼奥·维内兰多（Antonio Venerando）领导。该工作开始于 1955 年，是在意大利运动医学联合会（FMSI）的授权下开展的研究项目。1961—1970 年，维内兰多担任该联合会主席。他的团队对"从运动员身上没收来的一些零星的胶囊"进行了分析测试，所有这些胶囊都被证实含有 β- 苯基异丙胺 [3]，也就是说，他们发现了苯丙胺。后来又进行了一项研究，在比赛结束后采集来自 25 名自行车选手的尿样，其中 5 份尿样也含有苯丙胺。

意大利运动医学联合会和意大利自行车联合会，在 1955 年举办了首次专门的反兴奋剂会议，当时人们担心使用安非他命会给自行车手的身心健康带来风险。1964 年，维内兰多发表报告，重点讲述了两个具体案例。第一个案例发生在 1956 年，一名自行车选手因"过度使用安非他命，导致精神错乱"而被送进了精神病院。第二个案例发生在两年后，另一名自行车选手承认服用药物，并被终身禁赛，原因是他在一场比赛中因"过度使用拟交感神经药物"而休克[4]。

在 1960 年奥运会期间，这个意大利的药物研究小组，以国际精神药理学会议的名义召开了会议（尽管我们没有那次会议的任何历史档案）。第二年，意大利运动医学联合会又与意大利足协合作，以评估足球队员使用兴奋剂的状况。调查结果显示，有 17% 的球员使用了"胺类物质"。在这之后，意大利的这个研究小组又于 1962 年在佛罗伦萨召开了两次会议，与会者有多位著名药理学专家，其中包括获得 1957 年诺贝尔医学奖的药理学家丹尼尔·博韦（Daniel Bovet）。

虽然以上这些举措都比国际奥委会早了好几年，但人们在很大程度上还是认为国际奥委会才是反兴奋剂的领导力量。不过，正是由于意大利人的这一创举，才开创了反兴奋剂模式的先河，这一模式比起很多那些规模庞大、财大气粗的国际组织都要领先一步，这些意大利人才是这一领域未被认可的先驱。意大利运动医学联合会为足球领域的反兴奋剂工作制定了一项公约，并发起了一项针对足球队员的反兴奋剂工作（1962 年 7 月—1963 年 6 月），而且似乎也产生了一定效果：1963 年，一项针对足球队员的调查发现，使用药物的球员比例仅为 1% 多一点。巧合的是，也正是在这个时候，英国媒体披露了埃弗顿足球队队员服用"紫心片"药物的丑闻。

药物检测在意大利的自行车比赛中也开始使用。一场业余自行车比赛的结果显示，有超过一半的自行车手服用了苯丙胺。本次反兴奋剂工作背后的原则，只是想通过宣传教育和药物检测来减少运动员的健康风险，因此没有迹象表明这些举措牵涉到"干净"体育等道德因素。"干净"体育，是奥林匹克体育运动和业余体育运动所追求的理想。

弗罗伦萨运动医学中心的反兴奋剂实验室，是由意大利运动医学联合会创建的，用于分析运动员的血液和尿液样本。如果他们的检测结果是阳性，就会报告给相关的体育联合会，由各体育联合会来决定具体的处罚措施。意大利运动医学联合会也意识到，他们需要一个使用兴奋剂的正式定义，于是他们在 1962 年提出了以下定义。

> 使用兴奋剂是指在参加体育比赛期间，服用旨在人为提高使用者运动能力的物质，因为这既不符合竞争道德，也有害于身心健康。作为本定义的补充说明，以下是违禁药物的一个初步清单：①安非他命及其衍生药物；②药效作用类似于安非他命的其他药物；③抗单胺氧化酶（MAO）抑制药；④各种咖啡因。需要指出的是，上述清单所列的这些物质，不仅是人们最经常使用的，而且也是很容易被检测出来的 [5]。

1963 年，维内兰多参加了由欧洲委员会举办的首次关于体育运动中使用药物的重要国际会议。他告诉与会者，他认为，"在欧洲乃至在全球范围，为使用兴奋剂问题找到一个尽快的并且永久性的解决方案，时机已经成熟[6]。"现在看来，当时的这种想法似乎有些乐观了，不过值得留意的一点是，在当时看来，使用兴奋剂的问题似乎可以控制，因为兴奋剂的作用时间较短，在比赛之前或之后，都可以从采集的尿样中检测出来。

如果我们仔细研究一下意大利运动医学联合会所给出的这个关于使用兴奋剂的定义，我们就会发现，国际科学家们和体育运动的领导者们，不但没有拿出一个可行的兴奋剂的解决方案，反而走上了一条困难重重的道路，这还为此后数十年制定反兴奋剂政策过程中遇到的各种漏洞、失误和不尽人意之处埋下了祸根。20世纪60年代关于使用兴奋剂的所有不同的定义——其中许多定义可能也受到了这个意大利人定义的影响，其核心就是"天然的"与"人为的"概念。第一个国际通行定义是在1963年的欧洲委员会会议上达成的，这次会议指出，使用兴奋剂是指："以任何方式给健康状况良好的个人服用外来物质或数量巨大的影响生理功能的物质，并且以人为的和不公平的方式提高个人在体育比赛中的成绩为唯一目的[7]。""人为的"这一概念，不但模棱两可而且问题多多。从广义上来讲，大部分的运动成绩都是人为的：量身定制的膳食和营养计划是人为的；运动装备是人为的，从最基本的鞋子和服装到像撑竿跳高这样的专业装备都是人为的；精神训练和心理训练的方法是人为的；教练员的训练手法和提高运动员技巧的方法也都是人为的。运动员也都是人为"制造"出来的，而不是天然存在的：运动员都需要培养，而不是天生的。即使我们只针对运动员的膳食营养这一点来看，反兴奋剂所面临的一个挑战就是如何界定哪些可以接受的，哪些是不可接受的，这个问题过去存在现在仍然存在。举个例子来说，为什么运动员在补充维生素和蛋白质的时候，想吃多少数量都可以被接受？为什么使用对乙酰氨基酚这种药物来缓解疼痛就可以被接受？这些东西难道不都是可以被归类为"人为的"，并且目的不都是提高比赛成绩吗？

意大利人给的定义的第二部分也很模糊，在药物检测的实践中也难以实施。我们如何判定某一特定物质究竟是否提高了运动能力？理论上来说，必须对服用或不服用兴奋剂的运动员进行对照研究，才能评估出来他们的运动能力是否真的有所提高。但是有很多因素会影响运动员在特定场合的能力发挥，这包括他们的健康状况、情绪状态及天气情况。事实上，许多研究（在不同的体育项目和不同国家）已经证明，在自己主场比赛的球队有"主场优势"。其实按道理来说，这也应该被认为是"人为的"，因为它对客队来说也是不公平的。体育赛场从来不是一个绝对公平的竞争场所。

我们再来看一下这个定义中那个禁用物质的清单，它很值得琢磨，也很令人费解。鉴于安非他命的益处，因而服用安非他命是可以理解的。但"作用相似的物质"这种说法不清不楚，因为它没有具体说明哪些作用或哪些效果相似。"抗单胺氧化酶（MAO）抑制药"这种说法也令人费解，因为单胺氧化酶抑制药（通常被称为MAOI）是一类用于治疗抑郁症的药物，具有兴奋作用。另外，清单里所列的咖啡因竟然用的还是复数，意思就是有多种咖啡因，这就很奇怪了。咖啡因是一种能提高能力的兴奋剂。在整个20世纪，咖啡因在一些体育运动中一直被禁止。不过到了21世纪初，体育界终于决定不再这么没事找事了。事实上，喝几杯咖啡，就有可能会导致被禁止参加体育运动，现在看起来确实荒谬可笑。

总的来说，使用兴奋剂的定义中漏掉的关键一点，就是药物检测含量的阈值水平：人体中任何数量的这种药物，无论含量多么微少，都会导致因使用兴奋剂而受到惩罚吗？如果是这样的话，那么所有的惩罚都一视同仁的，还是按照含量的多少来决定惩罚的轻重？还有一点，大家唯一的关注点都放在了在比赛期间（赛内）使用兴奋剂，而没有迹象表明运动员在非比赛时间（赛外）也会面临使用兴奋剂的监管。就连"参加某项体育赛事期间"的定义也不是那么简单，它需要一个明确的时间框架，来明确界定运动员在什么时间段内才会受到赛内反兴奋剂规定的约束，这一问题在随后的几年里变得越来越突出。比如，比赛前的1

小时，是否会被视为比赛期间的一部分？如果嫌1小时的时间太长，那么多长时间才算合理呢？30分钟？10分钟？也许是没有意识到这一点，也许是没有意识到类固醇药物危机正在迫近，20世纪60年代早期反兴奋剂工作的缔造者们，在这种一个模糊定义的基础上，制定了一项政策，而想要让这项政策发挥作用，就需要一套包括科学技术、法律条文和管理制度在内的一个极其复杂的机制。当然，我们也可以对此做出宽容的解读，因为谁也不好预料将来会出现哪些问题。但如果我们对此的解读不那么宽容的话，那么我们可以说，当年的那些政策制定者们在追求"干净"体育的解决方案和征求各方意见时，把这一复杂问题过度简单化了。他们就是一群理想主义者。

道德与罪恶

欧洲委员会在准备1963年的大会时，其想法是整合包括国际奥委会在内的多个有关组织的想法，这些组织都开始将使用兴奋剂视为体育的一个问题。来自奥地利、比利时、法国、意大利、荷兰、西班牙、瑞士、瑞典、土耳其和英国等14个国家的代表参加了两次会议。这些讨论将有助于集中多个国家的努力，因为欧洲委员会本身无法直接左右各国的政策。

本次大会的官方报告言辞中充满了危言警告："运动员

服用药物和采用其他刺激方式来提高能力的做法，其影响已经波及到体育之外的领域，影响了包括医疗、道德、法律、社会和商业等方方面面[8]。"使用兴奋剂被认为是一种"社会罪恶"，而且广大公众基本上还都没有意识到其潜在危险。所有这些都表明，一种道德恐慌正在出现，面对这种恐慌的夸张反应就是小题大做，把一些轻微问题视为对道德价值的威胁，试图基于假想的世界末日，来唤起人们对反兴奋剂工作的积极响应。这份报告还提到了以下内容。

> 所有与会者都高度重视欧洲在遏制运动员使用兴奋剂方面的合作，他们都认为使用兴奋剂是一种社会罪恶，其后果远远超出了体育领域……经验表明，在那些已经普遍使用兴奋剂的体育项目中，这种做法在道德上和身体上所造成的后果，已经开始损害体育运动的健全体系。如果放任兴奋剂的使用继续泛滥，那么体育运动给个人和社会带来的种种益处，终有一天都会消失[9]。

参加本届欧洲委员会会议的少数几位专家，都有着强烈的使命感。欧洲委员会认为，他们自己要为世界上其他国家做出表率，指明方向。其中一位参会者是奥地利医生路德维希·普罗科普（Ludwig Prokop），在接下来的几十年里，他在反兴奋剂工作中扮演了重要角色。他对本次大会的贡献包括主张共同努力，促进反兴奋剂工作"应该产生有效的保护作用，以防止不道德的使用兴奋剂的行为。由此，我们才能够继续维护纯粹体育的理想，这是为全人类的福祉着想[10]。"这份报告的几个作者还说，"那些在道德上负有责任的人们对此都应该积极响应；如果他们对此无动于衷，那就等同于对人类犯罪[11]。"

人们不会不注意到，上述说法的背后所隐藏的那股暗流：自封的领导权威、集体的利己主义，以及近乎原教旨主义般的狂热。非善即恶的极端言辞，充斥于早期的各种决策会议和各种会议的报告之中，这份报告最后一部分的标题即为"与罪恶做斗争"。维内兰多自己总结了使用兴奋剂对人类道德造成的威胁及找到解决办法的必要性。

> 与任何其他形式的药物成瘾或传染病一样，使用兴奋剂的问题仅靠一个国家是不可能被根除的，所有国家必须一道以同样的毅力、决心，与使用兴奋剂的行为进行坚决的斗争。至少在欧洲，特别是在那些有着共同拉丁语言和共同血统的国家中，反兴奋剂工作应该尽快落实到具体措施之上，把口号变为行动。意大利人的经验在这方面对我们很有借鉴价值，它有助于我们可以立即取得实际成果，以避免兴奋剂给人带来进一步损害，同时也可避免人们采用欺骗手段获得不道德的胜利。只有这样做，年轻人才能带着纯粹的

目标重返体育运动，以公平的方式参与比赛竞争，并恢复体育本来的首要目的，即体育是一种手段，是我们为自己的人生做好准备的一种手段 [12]。

还有一些其他的重要头面人物也参与了反兴奋剂事业，并与其他一些组织的工作互有重叠。1962 年 2 月，国际奥委会联系了安东尼奥·维内兰多在意大利运动医学联合会里的同事，朱塞佩·拉·卡瓦（Giuseppe La Cava），来帮助他们判定哪些行为构成使用和不构成使用兴奋剂，以及可以采取哪些相应措施 [13]。三个月后，拉·卡瓦在国际奥委会的公报上阐明了他对使用兴奋剂的立场。他把关注点集中在安非他命上，因为具有兴奋剂作用的药物，让任何体育比赛的结果都不能如实反映运动员的天然能力和自身努力。因此，他认为"从比赛道德的角度上来说，它们是不合法的"，而且从医学角度来说，这些药物也是危险的，因为它们会妨碍人体自身发出的疲劳信号，让人长时间都感觉不到疲劳 [14]。

反兴奋剂工作的历史中被忽视了的一个方面，就是意大利的那个研究小组，是他们为如何界定使用和控制兴奋剂奠定了基础，尽管他们很快就发现，他们自己与很多其他对反兴奋剂工作也抱有某种目的性的人们的立场差不多，他们所有这些人都与新闻媒体的报道持一致立场，而媒体报道往往都是拿某些个案说事，添油加醋，散播恐慌和焦虑。

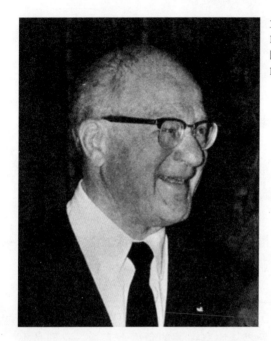

艾弗里·布伦戴奇，1952—1972年任国际奥委会主席（摄于1964年）

而国际奥委会又将反兴奋剂纳入了其"奥林匹克主义"的思想体系，意大利研究小组的努力被纳入了国际奥委会的体系，从而被淹没，销声匿迹了。

国际奥委会是第一个对这个问题作出回应的国际体育组织，其领导层显然在反兴奋剂的原则上团结一致。国际奥委会主席艾弗里·布伦戴奇要求采取行动，于是其下属的医疗委员会于1961年成立。国际奥委会的政策制定和演化的一个重要特征就是，他们把控制使用兴奋剂的问题定义成了一个科学上的问题，因而就该由科学家们来领导这项工作，但使用兴奋剂的问题的底层逻辑其实是一个涉及公平、正直和道德的问题。正如犯罪学家凯瑟琳·海恩（Kathryn Henne）所指出的，早年间对使用兴奋剂问题的这种处理办法，导致了各种技术手段之间的角力：角力的一方是"坏的技术"，它让运动员可以随意改造自己的身体；而另一方则是"好的技术"，它被反兴奋剂科学家用来监管此类随意改造身体的行为 [15]。

1962 年 6 月在莫斯科举行的国际奥委会会议上，两位医学专家 J·费雷拉·桑托斯（J. Ferreira Santos）和马里奥·德·卡瓦略·皮尼（Mario de Carvalho Pini），向国际奥委会提交的一份报告很好地体现了这一点。国际奥委会也在其公报中为国际体育界总结了这份报告。在这份报告中，重点再次放在了安非他命和相关药物上。这两人呼吁国际奥委会采取适当措施打击使用兴奋剂，因为使用兴奋剂的行为是对体育道德精神的根本否定。这种做法与日俱增，全体人类都感受到了它的不良影响。桑托斯和皮尼两位医生指出，我们看到了问题日益严重。这使得使用兴奋剂不仅在世界上很多地方都成了司空见惯的行为（仅在 20 年前，兴奋剂的使用还支撑了战争），而且也变成了整个人类的一场危机。桑托斯和皮尼想要开展一场全面的教育运动，以解决使用兴奋剂带来的有害影响。他们认为，兴奋剂危害的不仅仅是人类的健康，他们将反兴奋剂工作描述为一场与罪恶的斗争。

目前，体育运动正受到一种真正的威胁和真正罪恶的影响，即兴奋剂的使用。使用兴奋剂在职业体育运动和业余体育运动中都很盛行。我们必须要与这个恶魔进行斗争。服用兴奋剂会引起一种虚假的幸福感，这种幸福感可能会导致运动员由于所做的运动而进入一种自我陶醉的状态。使用兴奋剂对运动员的生命和健康都有破坏性的影响，服用兴奋剂药物可能会引起人体生理性中毒。因此，所有能够人为地增加运动员的体力和脑力的药物，都应该被禁止[16]。

人们对使用兴奋剂的担忧与日俱增。这种日益增长的不安情绪，主要可以追溯到意大利的早期工作、对詹森之死的反应，以及欧洲委员会、国际奥委会及其他体育组织的关注。其中一个关键时期就是 1957—1968 年：从早期的研究和在意大利召开的第一次关于该主题的会议，到 20 世纪 60 年代中期的第一次国际性的药物检测，以及 1968 年奥运会的药检规则的首次实施。这其中最主要的影响者，是那些既有医学背景，也与体育有些联系的人士，他们往往都是前业余运动员。

这些人中最典型的例子是 1961—1967 年间担任国际奥委会下属医学委员会主席的亚瑟·波利特。他监督指导了一套药物检测系统的建立，并制订了第一份《奥运会禁用物质清单》（*List of Banned Substances for the Olympics*），该清单制订于 1967 年，并在 1968 年的夏季和冬季奥运会上实施。波利特出生于 1900 年，1926 年成为伦敦圣玛丽医院的住院医生，并被任命为未来国王爱德华八世的私人外科医生。他在 1924 年的奥运会上获得铜牌，此外还获得过一些其他方面的体育成就。1928 年奥运会，他担任新西兰队的领队；1934 年英国运动会和 1936 年奥运会，继续担任新西兰队的领队。

在经历了辉煌的军事生涯后，波利特回到伦敦，重新开始他的医学生涯。他继续履行服务英国皇室的职责，担任英王乔治六世和伊丽莎白二世的外科医生。1934 年，他代表新西兰加入国际奥委会，并一直任职到 1967 年。在他被授权创建国际奥委会的医学委员会的任务之时，他还担任着英国医学会的会长和英国皇家外科医生学会的会长职位。换句话说，之所以委托此人来处理兴奋剂的问题，看重的不仅仅是他丰富的从医经验，更是因为他有着几十年的业余体育和奥林匹克体育运动的经验，因为从业余体育和奥林匹克体育运动的角度来看，服用兴奋剂是一种思想观念上的错误。因此，看到下面这句他在 1965 年说的话，也就没有什么值得奇怪的了，他是这样说的："使用兴奋剂是一种罪恶——它在道德上是错误的，在身体上是有害的，在社会上是堕落的，在法律上是违法的 [17]。"

认为使用兴奋剂是罪恶的、不道德的和堕落的这种观念，在体育界医生和领导人的小圈子中已经根深蒂固，他们认为使用兴奋剂是一个必须正视的问题。波利特并不是唯一这么认为的人，其他一些关注体育运动的医学专业人士也表达了同样的担忧。1963 年，英国运动医学协会助理秘书长威廉姆斯（J.G.P. Williams）也曾有过这样的记述。

> 使用兴奋剂是一种道德欺骗，运动员不是凭借其本身特长取得成绩，而是人为地、以一种违背体育精神的方式取得成绩。总而言之，这种行为就是作弊和欺骗。长期作弊而又能逃避惩罚，很可能是走向道德堕落的第一步 [18]。

威廉姆斯对运动医学研究做出了巨大贡献。1963 年，他成为英国皇家外科医生学会的会员，并于 1980 年被国际运动医学联合会授予金质奖章。虽然他对精英社会的贡献不像亚瑟·波利特那样引人瞩目，但和其他许多反对使用兴奋剂的活动人士一样，他也是体育界内外多个著名机构的成员。

值得注意的是，用来诽谤使用安非他命的运动员的语言，与用来批评其他安非他命使用者的语言是有所不同的。那些过量服用该药的人，被视为病态和自我毁灭；那些把它用于艺术创作的人，被视为颓废和放荡（尽管他们创造出来的艺术作品还是很受市场追捧的）；那些将其用于娱乐消遣的人，被视为瘾君子。虽说这种药物本身有很多用途，但它在体育运动中的含义则非常具体而明确——它就是一种作弊的手段，用于掩蔽疲劳，是一种提高运动能力的人工方法。这种现象可不是什么单纯的社会溢出效应。恰恰相反，这是反兴奋剂工作的一项发明：一种对兴奋剂的使用加以定义和管控的独特模式，一种对待该药的正常使用者（及滥用者）的特有方式，目的就是对其妖魔化。

药物规则和药检逐渐成形

在 1964 年东京奥运会上，对这一国际综合体育赛事上的安非他命进行了首次试验性检测。1964 年 1 月，国际奥委会的瑞典委员博·埃克隆德（Bo Ekelund）表达了公众的关注，他对"大量关于兴奋剂案例的新闻报道感到不安"，并呼吁采用血液检测来找出违规者。在奥运会期间，举行了一次科学讨论会来研究兴奋剂问题，多名与会者其实也早已经参加了其他机构，如艾伯特·迪里克斯（Albert Dirix）、威廉姆斯（Williams）和普罗科普（Prokop），其中普罗科普担任本次会议的主席。本次会上提出的使用兴奋剂的定义，与意大利小组和欧洲委员会的定义一致。

使用兴奋剂是指无论以何种方式给参赛运动员使用，或者参赛运动员自己使用，来自身体外部的物质或使用生理性物质但数量异常或服用途径异常，且其唯一目的就是以人工方式和不公平的方式提高参赛者的比赛能力 [19]。

国际奥委会对待使用兴奋剂的态度有些模棱两可。虽然他们任命了波利特来负责领导反兴奋剂的工作，但却拒绝了参加欧洲委员会大会的邀请，国际奥委会的理由是，使用兴奋剂是一个体育上的问题，因此就应该留由体育组织来处理。虽然国际奥委会在 1964 年的奥运会上允许进行一些试验性的检测，但波利特在提交赛后报告的事情上，还是遭遇了一定阻力。国际奥委会的领导层不同意他提出的应该发表声明，以表明反对使用兴奋剂的态度，也拒绝了他提出的对任何提倡使用药物的国家奥委会或个人进行处罚，也不支持他提出的国家奥委会应该让运动员在任何时候都应做好准备检测，以及运动员都应该签署一项声明，以表明他们不使用药物并且愿意接受检测 [20]。

对于国际奥委会的这种否定意见，有几种可能的解释。一是国际奥委会主席艾弗里·布伦戴奇本人，他并不认为使用兴奋剂是一个大问题。对他来说，兴奋剂问题只不过是更广泛、更严重的体育职业化所带来的威胁的一部分。在这个阶段，兴奋剂似乎还只限于"提神醒脑"和自行车、田径及橄榄球等少数几个特定运动项目。然而，体育的职业化却威胁到了奥林匹克运动的理想根基和奥运会的本来意义。布伦戴奇还持一种务实的观点，他认为，国际奥委会没有权力实施反兴奋剂的规则，也没有进行兴奋剂检测的财政资源，因此反兴奋剂的责任应该由各个单项国际体育联合会来承担。毕竟，奥运会每四年才举办一次，参赛运动员在其他任何时候都不受国际奥委会的管辖。具有讽刺意味的是，虽然国际奥委会在20世纪70年代末的体育职业化和80年代媒体主导的商业化上面一直在妥协和让步，但那个时期的国际奥委会在经济收入上还不是很理想。相反，20世纪50年代和60年代是一个艰苦时期，国际奥委会一直在倚靠志愿者及奥运会的举办国，来支付相关的设施开支和维持机构的正常运转。因此，如果真想解决使用兴奋剂的问题，那么也应该由各个单项体育联合会来买单。

尽管如此，国际奥委会还是很高兴地允许普罗科普（Prokop）、皮埃尔·仲马（Pierre Dumas）和迪里克斯（Dirix），在1964年奥运会上首次启动药物检测项目。仲马是环法自行车赛的官方医生，他在1962—1963赛季，对自行车选手使用安非他命的情况做过一些调查。1962年，他向国际自行车运动的管理机构国际自行车联盟（UCI）寻求支持。UCI的答复很冷淡，声称没有什么办法可以阻止自行车选手使用兴奋剂[21]。普罗科普、仲马和迪里克斯三人，是关注这一问题的先行者。例如，普罗科普参加了在奥地利举办的一场比赛，在那里，他"发现了很多奥地利自行车选手的运动衫里面，装满了大量的安非他命和各种兴奋剂"[22]。

鉴于关于克努德·伊内马克·詹森死亡的谣言、发生在职业自行车运动员身上的多起事故和医疗危机，以及那些顶尖体育医生们在自行车比赛和奥运会比赛之间来回奔波的做法，1964年东京奥运会把兴奋剂检测的工作重点放在自行车比赛上，也就不足为奇了。当然，我们也可以这样猜测，重点检测自行车比赛还有另一个原因：奥运会的老前辈们对自行车运动员都抱有一定的怀疑态度，因为在这项运动中，有着长期的职业传统和不诚实的秘密手段。东京奥运会的兴奋剂检测包括三种控制方式：寻找在比赛开始前就注射过药物的证据；在起跑线上搜查自行车选手的装备和衣服；收集赛后的尿样进行分析。这些自行车选手在比赛之前就被告知了会有这些检查，但并没有告知他们禁止使用兴奋剂的明确规则，而这可能会影响到运动员的比赛发挥。对于每一个相关人员人来说，可能都很不清楚究竟哪些行为会触犯反兴奋剂的规则。不过，赛后从尿样中并没有检测出阳性。

　　尽管这些前辈们做出了很多努力，但在体育界更大的范围内，对该药的检测方法是否已经足够准确，人们还存在一定程度的怀疑，许多人认为需要进行更多的研究工作。伦敦切尔西学院（Chelsea College）的研究人员药理学家阿诺德·贝克特（Arnold Beckett），自20世纪50年代末以来，一直在与同事们一起研发一种安非他命和相关代谢物的检测方法。在随后的几年里，贝克特成了反兴奋剂领域的领军人物之一，但他最初进入这个领域在很大程度上似乎是偶然的。

1965 年 3 月，在切尔西学院举行的国际医学化学研讨会上，他与系里的同事一起，发表了一篇论文。听众中的比利时科学家保罗·杨森（Paul Janssen）找到了他。目前还不清楚杨森是否在体育界曾有过什么正式职务，但他直到 2003 年去世之前，一直都是一位非常成功和受人尊敬的科学家。杨森向贝克特解释说，体育组织在尝试检测安非他命时所面临的困难主要有两点，一是检测的时间点，二是检测的可靠性。贝克特后来回忆说，1964 年奥运会上所做的检测和检测技术不够灵敏。他还说，是杨森的主意，建议他将切尔西小组的最新研究成果报告提交给国际奥委会和其他体育机构。

之后不久，贝克特的这种更完善的检测方法就被引入到了一个重要的体育赛事：1965 年的环英自行车赛。在 14 天的比赛中，测试者努力工作，几乎所有的骑手都在某一时刻接受了检测，有些骑手甚至被检测不止一次。贝克特的检测方法，在 48 小时之内就有结果。这导致了有史以来第一次有科学检测流程证明的兴奋剂丑闻。本次比赛的领先者、西班牙选手路易斯·佩德罗·圣塔马里纳（Luis Pedro Santamarina）被查出服用了兴奋剂。他和两名队友及一名英国选手肯·希尔（Ken Hill），一起被取消了比赛资格。西班牙队的反应非常强烈，本次比赛的组织者哈利·梅里尔（Harry Merrell）当时说道："当我们得知有四名选手的检测结果呈阳性时，我们都非常震惊。我们一度都以为局面要失控了。"这件事成了英国各大媒体的头条新闻[23]。

接下来接受药物检测流程的另一项大型体育赛事是足球世界杯。同样，我们既不能明确地知道具体的规则究竟有哪些，也不能确切地知道球员们都被告知了哪些有关使用药物的情况，哪怕是出于健康问题上的考虑。1966 年的足球世界杯是在英格兰举办的，而本届赛事的药物检测工作自然而然也是由英国的研究人员来主导的，这是命运的一个转折，也是一次机会。足球管理机构国际足球联合会（FIFA）在此之前并没有立即要求对兴奋剂问题采取行动，当时主要的反兴奋剂专家与足球界的联系也不多。然而，意大利小组的检测中有一些证据表明，有些足球运动员也服用了安非他命，毕竟，英国埃弗顿足球队的药物丑闻就刚刚发生在三年前。

本届世界杯上，没有球员的药检呈阳性，或者说，药检阳性的程度还不足以构成处罚的理由。贝克特在事后写道，他的团队在"尿液中发现了非常少量的药物成分，随后证实这是由于某些选手使用了某种滴鼻剂所致[24]"。这里有几个问题需要注意。首先，运动员使用了一种可能是帮助他们改善呼吸的鼻腔喷雾剂，这种喷雾剂含有安非他命或相关物质，这表明了这些药物在当时是多么的普通而常用。这也表明，想要区分受禁药物的医疗用途和提高能力的用途，是多么的困难（将来也会如此）。其次，我们也不清楚，运动员在赛前是否获得了充分的信息，是否接受了充分的教育。他们是否被告知过不要使用任何可能会被禁止的物质，或者这些物质可能存在于鼻腔喷雾剂等产品中？最后，运动员是否会利用这种机会故意服用兴奋剂，然后在被抓住后编造一个自己是用于医疗用途的故事，假装无辜？即使在药物检测的早期阶段，这种模糊情况也是显而易见的。在20世纪70年代和80年代，随着兴奋剂的广泛使用，这类模糊问题将变得更加严峻。

说句公道话，1966年奥运会的药物检测人员确实精心组织了采集尿样的方法，并制订了采样规程以确保匿名性。他们还引入了一个独立、第三方的核查系统，以确保样本不会被人动手脚，从而获得正确的分析结果。这套工作流程也为未来的反兴奋剂工作打下了基础。

国际奥委会在1967年决定了其努力的重点方向，并计划在1968年的冬季奥运会和夏季奥运会上引入药物检测。同年5月，亚瑟·波利特发表了他的报告。随后，比利时贵族亚历山大·德·梅罗德亲王（Prince Alexandre de Merode）被任命为国际奥委会的医疗委员会主席，他担任该职位一直到2002年。此时，人们公认的使用兴奋剂的定义，与20世纪50年代末首次在意大利佛罗伦萨提出的那个定义并没有什么不同："使用任何形式或任何数量的、非人体固有的或非自然的物质或方法，并且其唯一目的就是以人工方式或不公平的方式提高比赛能力[25]。"

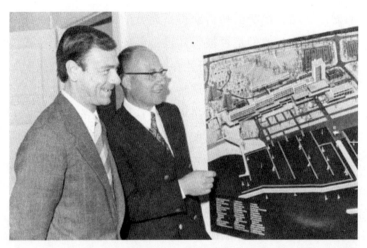

亚历山大·德·梅罗德亲王（左）于 1967—2002 年担任国际奥委会医学委员会主席（摄于 1971 年）

　　国际奥委会医学委员会还公布了一份详细的"禁用物质清单"，这份清单由波利特主导，并以英国医生、前铅球运动员马丁·拉金（Martyn Lucking）所写的一份报告为依据。该报告称，这些药物至少从 1963 年开始就一直有人在体育运动中使用。"1963 年"这个时间点说得很具体，但其实并不准确。被列入清单的物质包括"酒精、安非他命和麻黄碱、可卡因、血管扩张药、阿片、大麻"。他们接着也试探性地提到了类固醇，但态度比较谨慎，因为当时还没有科学的分析方法来检测类固醇："从奥林匹克运动的观点来看，使用合成代谢类固醇（正常的医疗用途除外）符合'使用兴奋剂'的定义[26]。"国际奥委会执行委员会接受了这份清单，并将在下届奥运会上实施。

　　考虑到反兴奋剂工作背后的基本逻辑主要是因为兴奋剂的泛滥使用，那么这份禁用物质清单看起来就非常奇怪了。虽然这份清单可能对运动员的健康及他人的安全也有好处（包括比赛观众在内），你可以解释说，这是为了防止运动员——尤其是射击、标枪、射箭等运动员——因酒精而导致判断力下降，那么为什么酒精也会被列入禁用物质清单，对此我们简直是一头雾水。1967 年以前，反兴奋剂的所有理由几乎都放在了想人为地提高能力上，然而酒精的作用刚刚相反，除了少数的场合，比如 1968 年一个紧张的年轻人在要参加射击比赛时喝了几杯啤酒，让自己冷静了下来。瑞典五项全能队的一名队员汉斯 - 加纳·利延沃尔（Hans-Gunnar Liljenwall）被发现"体内酒精含量过高"，导致整个队伍被取消比赛资格。瑞典人随后将三枚奖牌都归还给了国际奥委会。利延沃尔因此也留名体育史，他是第一个因酒精而被处罚的奥运选手。国际奥委会设定的酒精上限似乎是 0.4‰，他也将是在奥运会历史上唯一一位因饮酒而被禁赛的人 [27]。直到 2018 年，酒精还一直都列在奥运会的禁用物质清单上。

早期反兴奋剂工作的公众反应

　　尽管有关使用兴奋剂的争论主要集中在自行车项目上，

但人们对兴奋剂检测的态度却充满矛盾。如前所述，1965年的环英自行车赛被发现使用兴奋剂之后，它所引发的后果不是人们对反兴奋剂的支持，反而是对反兴奋剂的愤怒。同样，当1966年环法自行车赛引入兴奋剂检测时，自行车手们用"慢速骑行"的方式来表达抗议，并对这种对他们职业身份和文化的侵犯做法表达了不满。世界著名的法国自行车运动员雅克·安奎蒂尔（Jacques Anquetil），公开坦承使用了兴奋剂。他说，所有车手都服用了兴奋剂，如果

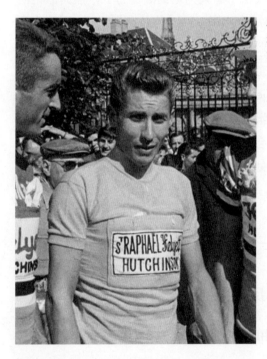

雅克·安奎蒂尔在环法自行车赛上（摄于1962年）

不服用药物，比赛速度就会变得很慢，比赛也就不会那么激动人心。安克蒂尔个性鲜明，喜欢社交和喝酒，深受广大体育爱好者的喜爱，1964年，他荣获法国年度最佳运动员奖。

1966年，他打破了一小时自行车赛的世界纪录，但由于他拒绝提供尿样，这项纪录随后被取消。法国总统戴高乐在1994年谈到安奎蒂尔时说："兴奋剂？什么兴奋剂？我就问你，他是不是得了冠军？他是不是在国外让人们奏响了我们的法国国歌《马赛曲》？"

安奎蒂尔对兴奋剂的这种公开态度，以及自行车运动对兴奋剂检测的无所谓的态度，并没有持续太久。1967年夏天，在环法自行车赛（Tour de France）艰苦的冯杜山赛段（Mont Ventoux stage）上，英国人汤米·辛普森（Tommy Simpson）从自行车上摔了下来，被送往医院后抢救无效死亡。辛普森之死引起了全世界的关注，并有证据表明他服用了安非他命。与詹森一样，辛普森的死很可能是由其他因素造成的。那天天气很热，车手只能带两瓶水，所以他也可能是死于脱水，加上比赛现场也缺乏医疗救助。他还喝了一些白兰地酒，因为当时人们对于酒精的脱水作用还认识不足。尽管如此，从那以后，辛普森一直被认为是反兴奋剂史上的一个转折点——一个鲜活的、显而易见的、因在运动中使用兴奋剂而招致风险的代表人物。

人们服用兴奋剂的背景广泛，原因多样。国际奥委会只能专注于每四年一度的赛事，因此只好经常向各个国际体育联合会寻求协助，让它们承担起对运动员进行教育和检测的责任。国际奥委会很担心其中的花费（事实上，筹措举办奥运会本身的花费就已经够麻烦的了）。类固醇也开始在精英运动员中传播，其中一些人还参加了1968年的奥运会。自行车运动逐渐引入了兴奋剂检测，但药物的使用已经变得如此普遍，它几乎成为自行车运动员职业生涯中不可或缺的一部分了。辛普森曾在1960年对一名记者说过下面这样一段话。

> 我和那些明星骑手们一开始紧紧挨着，但很快他们就都从我的身边没影了。从他们第二天骑行的方式，我就能看出他们都使用了兴奋剂。我并不想强迫自己使用兴奋剂，因为我非常尊重、爱惜自己的身体，但如果不能在近期赢得一项重大比赛，我也只能使用了 [28]。

在他死亡的那天，被发现他的球衣里有安非他命，事后在他的体内也发现了安非他命和酒精的痕迹，其他队友也提供了他使用药物的证据。辛普森是最早加入欧洲车队的英国职业自行车手之一，从某种意义上说，他是一个先驱。今天，法国的冯杜山上仍然立着一块纪念他的石碑。然而，就在同一年，比利时的顶级自行车选手瑞克·范·斯滕贝亨（Rik Van Steenbergen）坦白地解释了，为什么职业自行车赛的本质会导致必然使用兴奋剂。

> 我必须开车去巴黎参赛，在比赛结束后我要立即回到我的车上，然后再开 10 个小时去斯图加特参赛，在那里我必须再次立即骑上我的自行车。你必须马不停蹄。一个赛事的组织者都希望这个明星或那个明星出现在他的赛场上。他愿意付钱邀请明星运动员们来参赛。第二天，另一个赛事的组织者也希望同样的一批明星运动员出现在他的赛场上，而广大观众想看到精彩的比赛，值回票价。因此，在每一场比赛中，明星运动员们都必须让自己看起来精神饱满，而如果不使用兴奋剂，是不可能做到这一点的。世上没有超人。在自行车的比赛中，服用兴奋剂是必需的 [29]。

体育界的 20 世纪 60 年代在某种意义上是革命的十年，因为药物检测的规则和程序在一些体育项目中逐步建立起来并得以实施。直到今天，这种反兴奋剂的理念和方法还在继续发挥着它的影响力。它是理想主义、实用主义和各种失误的一种奇怪的混合体。这种理想主义会助长一种不宽容的文化，导致一些运动员因为轻微的违规就会受到惩罚，就像 1968 年的瑞典运动员汉斯 - 加纳·利延沃尔那样。1972 年的奥运会上，16 岁的游泳运动员里克·德蒙特（Rick DeMont）错失了一枚金牌和其他项目的机会，因为他的哮喘吸入器被检测出麻黄碱阳性。他在赛前已经向美国奥委会做过申报了，但美国奥委会没有得到国际奥委会的同意。国际奥委会内部奉行的实用主义政策就是，对类固醇暂时不予考虑检测，直到他们有了相应的检测手段，这一等，就要等到1975年了。他们的失败显而易见：服用兴奋剂根本无法控制。因为没有足够的检测资金，也没有赛事之外的检测机制，而且通过控制服药的时机和身体洗脱的速率，就很容易逃过检测。

对于我们理解反兴奋剂的早期做法，以及随后的几十年里药物监管将如何展开，国际奥委会医学委员会的角色至关重要。这些早期的药物检测及其相关政策的演变，让科学成为体育兴奋剂叙事的中心。那些想提高能力而使用"人工"物质并不惜伤害自己天然本能的运动员们被刻画成恶棍，而努力阻止他们这样做的科学家和医学研究人员则被视为英雄。以科学为基础的反兴奋剂做法的本质，就是通过检测兴奋剂的物理证据来发现人的不道德行为。然而，这种"好的"科学方法总是有缺陷的。自20世纪50年代中期那个意大利研究小组首次检测以来，兴奋剂检测技术一直在与兴奋剂使用技术进行一场"猫追老鼠"的游戏。

然而，这其中有一个最主要的缺陷——反兴奋剂工作只是解决了兴奋剂滥用的表面问题，而没有解决在高度竞争环境下运动员所面临的压力这一根本原因。反兴奋剂是基于这样一种理念：体育运动其实不是多么了不起的一件事——

运动员们本来是也应该是业余选手，运动员也都应该是公平竞赛的标杆，也都应该是身体健康的典型。但是，随着体育职业化和民族主义的日益强化，不择手段寻求一切手段试图提高体育比赛成绩，都成了体育运动的日常操作。

参考文献

［1］ T. M. Hunt, *Drug Games: The International Olympic Committee and the Politics of Doping, 1960–2008* (Austin, tx, 2011), p. x.

［2］ O. Schantz, 'The Presidency of Avery Brundage, 1952–1972', in *The International Olympic Committee – One Hundred Years, Part ii*, ed. R. Gafner (Lausanne, 1994).

［3］ P. Dimeo, *A History of Drug Use in Sport, 1876–1976: Beyond Good and Evil* (London and New York, 2007), p. 90.

［4］ A. Venerando, 'Italian Experiments on the Pathology of Doping and Ways to Control It', in Council of Europe, *Council of Europe Committee for Out-of-School Education, Doping of Athletes: Reports of the Special Working Parties* (Strasbourg, 1964), p. 49.

［5］ Ibid., p. 50.

［6］ Ibid., p. 48.

［7］ Council of Europe, 'Doping in Sport', Committee on Culture and Education, 18 April 2000.

［8］ Council of Europe, *Council of Europe Committee for Out-of-School Education, Doping of Athletes: Reports of the Special Working Parties*, p. 4.

［9］ Ibid., pp. 4–5.

［10］ L. Prokop, 'The Problem of Doping', in *Proceedings of International Congress of Sport Sciences*, ed. K. Kato (Tokyo, 1964), p. 269.

［11］ Council of Europe, *Council of Europe Committee for Out-of-School Education, Doping of Athletes: Reports of the Special Working Parties*, p. 6.

［12］ Venerando, 'Italian Experiments on the Pathology of Doping', p. 53.

［13］ *Bulletin du Comité Internationale Olympique* (February 1962), p. 46.

[14] G. La Cava, 'The Use of Drugs in Competitive Sport', *Bulletin du Comité Internationale Olympique* (1962), p. 53.

[15] K. Henne, 'The Emergence of Moral Technopreneurialism in Sport: Techniques in Anti-Doping Regulation, 1966–1976', *International Journal of the History of Sport*, XXXI/8 (2014), pp. 884–901.

[16] J. Santos and M. Pini, 'Doping', *Bulletin du Comité Internationale Olympique* (1963), p. 57.

[17] A. Porritt, 'Doping', *Journal of Sports Medicine and Physical Fitness*, v (1965), p. 166.

[18] J.G.P. Williams, 'Doping of Athletes', *Physical Education*, LV (1963), p. 40.

[19] Kato (1964), p. 286.

[20] IOc, 63Rd IOc Session Minutes, 6–10 October 1964, p. 10.

[21] L. Woodland, *Dope: The Use of Drugs in Sport* (London, 1980), pp. 108–9.

[22] L. Prokop, 'Drug Abuse in International Athletics', *Journal of Sports Medicine*, III/2 (1975), p. 86.

[23] S. Green, 'Tour of Britain: 1965 Doping Scandal Remembered', BBC, www.news.bbc.co.uk, 14 September 2012.

[24] A. Beckett, 'Philosophy and Practice of Control of Drug Abuse in Sport, Part 1', in *Development of Drugs and Modern Medicines:A Conference to Honour Professor Arnold H. Beckett*, ed. J. W. Gorrod,G. G. Gibson and M. Mitchard (Chichester, 1986), p. 566.

[25] Cited in R. Beamish and I. Ritchie, 'From Chivalrous "Brothers- in-Arms" to the Eligible Athlete: Changed Principles and the IOc'sBanned Substance List', *International Review for the Sociology of Sport*, XXXIX/4 (2004), pp. 355–71, p. 361.

[26] IOc, 65th IOc Session Minutes, 6–9 May 1967.

[27] Swedish Olympic Committee, 'Hans-Gunnar Liljenvall, Modern Pentathlon', https://sok.se/idrottare/idrottare/h/hans-gunnar-liljenvall.html, accessed 4 October 2021.

[28] Cited in W. Fotheringham, *Put Me Back on My Bike: In Search of Tom Simpson* (London, 2007), p. 148.

[29] Ibid., p. 166.

第 4 章
兴奋剂如何泛滥成灾

20 世纪 70 年代和 80 年代那些备受世人瞩目的多个丑闻表明，有很多运动员都在使用类固醇，但使用类固醇的历史演变这一点，在体育运动的发展史中一直未能被人们充分认识。类固醇，其全称为"雄性合成类固醇"，这个药物彻底改变了各项精英体育运动的性质，其中也包括奥林匹克运动，同时它也改变了人们的健美与健身房文化。健美运动员通过重塑人体形态，追求人类身体极限，有时会把这一追求推向极端。这些对人类身体的五花八门的改造，引发了人们对科技、对进步及对超人类主义等一系列方面的不安和焦虑。本章讨论的重点是各类体育比赛活动，而不讨论一般的健身活动。不过，与那些服用安非他命的健美运动员类似，那些使用类固醇的高水平运动员们同样也反映着一种文化形态，一种不受制约、司空见惯的文化形态。只不过，我们可以再次看到，负责制订比赛规则的各类体育组织和有关的监管机构，对运动员们的要求与他人不同。在体育比赛中，对类固醇的监管措施要比非体育比赛的更加严苛，检测次数也更加频繁。

合成类固醇是睾酮激素的一种合成形式。"合成"指的是该药的增肌能力，"雄性"指的是该药的雄性性别特征。一般兴奋剂与类固醇的主要不同之处在于，运动员往往会在平常的训练计划中一直服用类固醇，然后大部分人会在比赛之前停止用药。相反，一般兴奋剂在比赛时服用最为有效。这两者的不同之处让反兴奋剂的检测工作也不得不改变套路，因为在比赛当时所获得的运动员的尿样或血样不足以检测出类固醇。反兴奋剂检测机构需要找到运动员最有可能服用类固醇的时机，来对他们进行检测。运动员可能在家里服用，那检测就进入家中；运动员可能在训练场地服用，那检测就进场；即使运动员外出度假也不例外，检测依旧。使用兴奋剂的定义也与时俱进做了修改，新的定义包括了新的药物种类。反兴奋剂检测对于各级检测的阈值水平，也引入了复杂的规则。对检测的科学性要求使人们不断提高检测的精度和灵敏度，以及大幅增加有能力实施检测的实验室数量。运行和维护一个如此庞杂并且不断膨胀的检测体系，费用不菲，这很快成为体育比赛的一大难题。

类固醇的使用及人们对这种现象的态度，也有男女性别差异。如果有女性运动员为了增肌而使用了类固醇，那么她们会在体育圈的内外同时受到批评和指责，因为人们认为她们的做法违背了公众对女性体格形态的认知规范。这段历史也导致了 20 世纪 60 年代开始对运动员采取了男女性别的检测措施，因为有些国家的政府为了赢得本国的体育名声而积极鼓励运动员使用类固醇。一个众所周知而又有详尽文献记载的例子就是民主德国，尽管当年冷战时期体育"大规模军备竞赛"中的其他国家也都有过类似的做法，但也许没有民主德国那么激进。人们普遍认为，当时苏联也有类似民主德国的举国体育体制，只不过我们缺乏历史文献的证据支持，不好断言。而西方一些国家则允许在小范围内集体使用类固醇，并且允许有关的体育组织对运动员采取宽松的药物检测措施。在民主德国，性别与政治结合在了一起，因为当时的民主德国国家领导层将女子体育比赛看作为国家赢得更多奖牌的大好机会。他们毫不避讳地给女性运动员服用合成代谢类药物，甚至让年仅 12 岁的女性运动员也服用类固醇，这种做法最终导致了人类体育运动发展史上最为可耻的一个时期。他们给运动员服用药物，往往都未经运动员本人同意；甚至是在运动员们不知情，或者他们的父母或家人也不知情的情况下进行的。据估计，20 世纪 60 年代中期到 80 年代后期，民主德国有 10 000 名运动员服用了类固醇。

本章重点讨论从 20 世纪 70 年代早期到 80 年代中期的这段历史。如前所述，运动员开始尝试这类药物是在 1968

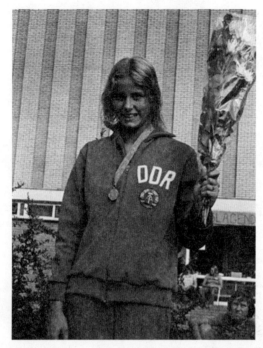

民主德国游泳运动员科内利娅·安德（摄于1973年），她在职业生涯中32次打破世界纪录，4次获得奥运会冠军，8次获得世界锦标赛冠军，4次获得欧洲锦标赛冠军

年奥运会前后的那段时期，或许会更早。到了1972年的奥运会，这类药物的使用已经非常普遍了，但多数还是集中在力量型的运动项目上。类固醇的检测于1975年开始引入。在整个70年代的后期，类固醇的生产品种和供应渠道不断翻新花样，可供使用者选择的品种也是应有尽有。到了1980年和1984年的两届奥运会，类固醇的使用已经泛滥成灾，不受控制，这挑战着奥林匹克运动的精神，威胁着奥林匹克运动的存在意义。到了这个时候，类固醇的使

用已经从个人力量型的运动项目蔓延到了职业团体型的运动项目。

在同一时期，医学上和科学上的观点也发生了变化，从最初的只是对类固醇可以提高比赛成绩的说法表示怀疑，开始转变为传播基于恐惧的各类健康信息。这类消息的重点都在于警告人们，类固醇可能会对人的身体和心理都产生一系列的不良反应，有时甚至会致命。与此同时，此类药物的市场供给面也在不断扩大，以满足这些新的用户群体的需求。同时，人们对此类药物的最佳使用剂量和最佳洗脱速率的认知和理解也在不断深入，以便能完美躲避药物检测，避免检出阳性。这样一来，类固醇的使用就侵犯了"健康与公平竞争"的理想原则。这一"公开的秘密"，在精英体育运动中至少延续了20年之久。20世纪80年代末期和整个90年代，类固醇药物的滥用导致了多起体育丑闻，给多个国际体育组织造成了空前危机，局面濒临失控。这些案例，以及它们给国际奥委会和其他体育组织带来的负面影响，最终导致了全世界范围内的应对措施，这就是"世界反兴奋剂机构（WADA）"的由来。

一场必败之战的开端

在1972年奥运会之前的几年里，国际奥委会颁布了一本小册子发给运动员们看，告知他们有关反兴奋剂的规则和程序，其中反兴奋剂的规则在"运动员合规守则"一节中被正式明确下来。该守则规定，运动员必须是业余运动员，运动员必须遵守奥运会的文化传统和行为准则，不得使用任何种类的药物或人工兴奋剂。想要确保该守则的最后这一条款能得以执行，唯一的途径就是药物检测，但药物检测的成本又引发了一些顾虑。仅为一次奥运会而建立这样一个检测实验室的开销，就需要150万美元（约合今天的900万美元，而1970年的国际奥委会还并没有那么有钱）。1972年的奥运会，运动员都接受了药物检测，但是类固醇的检测仍不在检测范围之内。尽管如此，检测工作人员仍然忙个不停，他们检测了2078个尿样和65个血样，最后有7名运动员因检测结果阳性失去比赛资格[1]。

人们对类固醇的了解越来越多。民主德国体育领导者决定采取一项有组织的用药计划，因为他们认为，有很多或大多数其他对手国家的高水平运动员们都早已经在使用类固醇了[2]。到了1972年，英国的教练员和体育记者也发现了这一趋势。约翰·威廉姆斯（John Williams）还在英国《卫报》发表的文章中提到了此类情况。

多年以来，人们已经知道，在力量型的体育赛事中，有些运动员除了超量的训练计划和高蛋白饮食外，还会服用大量增肌药物。这种做法的结果人尽皆知，因为各项体育赛事的比赛记录对此都有明确记载[3]。

英国奥运会举重教练约翰·李尔（John Lear）也非常直白地表达了他对类固醇使用如此泛滥的担忧。

> 我们该如何对待这项体育运动，它的作弊现象是如此的司空见惯，导致人们都把作弊不再视为作弊了？我作为国际体育赛事教练的未来人物，已经被人们说成"给运动员打药的人"。我会永远拒绝这种角色[4]。

1972年，英国广播公司（BBC）的一部纪录片《全景》（Panorama）公开讨论了这个问题。该片的焦点主要集中在新兴的英国健美运动文化上，年轻的英国健美运动员深受当时美国潮流的影响。不过，该片也提及了类固醇的使用已经从力量型运动蔓延到了到田径运动中。其中一位受访者是英国国家田径教练威尔夫·派什（Wilf Paish）。他在片中告诉观众，田径运动员们也都在寻求类固醇，因为他们认为其他国家的运动员已经都在服用了。

> 我的处境非常尴尬，但我一点也不会谴责我的运动员。在我这个位置，我很难宽恕他们这样做，但肯定不会谴责他们，因为我觉得，凡是运动员都想取得最好的成绩，世界最好成绩。想要成为世界上最好的，这可太难了，除非你服用药物。因为我很清楚，目前世界范围内的各项标准，都受那些服过药或仍在

服药的运动员们的影响。我觉得服药的现象已经心照不宣了，我们已经无法战胜它，差不多就要与之同流合污了[5]。

在慕尼黑奥运会期间，美国运动员杰伊·西尔维斯特（Jay Silvester）做了一次非官方调查，他当时是铁饼世界纪录保持者。西尔维斯特参加了四届奥运会（1964—1976年），他的最好成绩是 1972 年的银牌。他四次打破世界纪录，1961 年两次，1968 年两次，最后的一次记录在 1975 年被追平。他走访了上百名运动员，主要来自力量型运动项目，

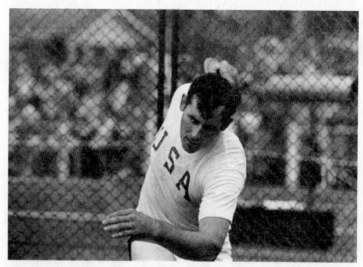

1972 年奥运会期间，杰伊·西尔维斯特调查了运动员使用类固醇的情况（摄于 1970 年）

了解走访运动员是否用过类固醇。走访运动员来自世界各地，如美国、苏联、埃及、新西兰、加拿大、摩洛哥和英国。意料之中的，有 68% 的受访者都坦承使用过类固醇[6]。

赛后，西尔维斯特告诉一位记者："所有的投掷运动员和举重运动员，以及各种凭借'力量'的运动员，都曾经服用过或正在服用合成代谢类固醇。因为如果你不服用类固醇，在力量型比赛项目中你一定会吃亏[7]"。他还在东欧国家和西方国家运动员之间做了一个比较，这点很重要，西方国家的运动员都是自己买药、自己吃，而东欧国家的运动员有官方医疗资助，不用自己花钱买药。有一些证据表明，这种单打独斗的、不完全知情的、不受监管的西方用药风格，给运动员带来了一定的风险，而那些有组织、有监管的运动员则不会面临这种风险（至少对那些年龄较大的运动员来说是的，因为他们清楚自己服用的药物都含什么成分）[8]。药物的广泛使用是意料之中的，因为没有任何明文规定能阻止运动员们这样做。药物滥用的这一阶段，也被称为"早期"，因为当时人们还没有健康上的恐慌，没有媒体大肆渲染的道德恐慌，没有困扰运动员几十年的各大体育丑闻。那是一段相对纯真的时期，人们都沉浸在对前景的一片乐观之中。

同届奥运会上，还有另一位美国运动员肯·帕特拉（Ken Patera），他在接受采访时说，他不仅使用了类固醇，而且他和他的劲敌、俄国运动员瓦西里·阿列克谢耶夫（Vasily

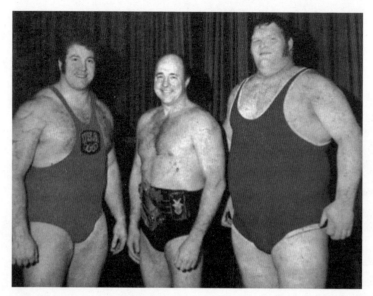

肯·帕特拉（左），美国举重运动员

Alexeev）之间的唯一区别，可能就是他们各自服用的药物剂量有所不同。

> 去年，我和他唯一的区别就是我没那么多钱，没法像他一样吃那么多。而今年不同了，我吃的跟他一样多了。等明年我去参加慕尼黑奥运会的时候，我的体重会增加到三百四五十磅，到那时就我俩再来比比谁厉害：看是他的类固醇有效，还是我的更有效[9]？

帕特拉毫不掩饰他在大量使用类固醇，也毫不掩饰他打算通过类固醇来提高他的比赛成绩，他向美国媒体清晰表明了这一态度。后来有人问他，他的这番话是否引起过什么争议，帕特拉回答说："美国奥委会的人一声没吭[10]。"

几名加拿大籍运动员和教练员在对待类固醇的态度上，与帕特拉的看法相同，他们都认为，想要在国际体育比赛中参与竞争，就必须要使用类固醇。布鲁斯·皮尔尼（Bruce Pirnie）是加拿大籍铅球运动员，他参加了 1972 年、1976 年两届奥运会，他在备战期间都使用了类固醇。他首次接触类固醇是在美国上大学的时候，然后连续使用了近十年。皮尔尼后来成了大学教练，在那时他改变了对类固醇的立场，公开明确反对使用各种药物，但是他也认识到，如果现在的运动员不使用类固醇，那么就很难打破他们在使用药物年代所创下的那些比赛记录[11]。20 世纪 70 年代早期，还有许多其他的加拿大籍运动员和教练员也发现了类固醇的好处，这导致当时这个国家的一些非常著名的运动员普遍都在服用药物。查理·弗朗西斯（Charlie Francis），加拿大短跑运动员，也是后来世界著名短跑运动员本·约翰逊（Ben Johnson）的教练，他第一次意识到类固醇的滥用程度，是在 1972 慕尼黑奥运会上[12]。

由于缺乏检测类固醇的科学手段，国际奥委会对这一新趋势的应对措施一直被推迟。然而，在慕尼黑奥运会之后，基拉宁勋爵接替了艾弗里·布伦戴奇，担任新一届的国际

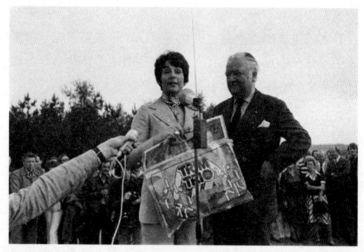

基拉宁勋爵（右），1972—1980 年担任国际奥委会主席，与荷兰公主碧翠丝合照（摄于 1976 年）

奥委会主席，他下决心制止药物使用的进一步泛滥。基拉宁是世袭贵族，1927 年，21 岁的他接替他的叔叔，进入上议院。1950 年，他担任爱尔兰奥委会主席。1952 年，他成为爱尔兰在国际奥委会的代表，并于 1968 年被选为国际奥委会副主席。

　　1973 年，基拉宁在一次演讲中谈到了兴奋剂滥用，把这一问题摆到了国际奥委会政策的首要位置："我认为，兴奋剂滥用问题，与运动员的专业操守问题和扩大奥运会规模的问题同等重要[13]"。他在 1983 年的自传中写道：对他来说，服用兴奋剂是"体育运动中最可恶的事情"，滥用药物这种舞弊行为将导致"我们心中公平竞争的消亡"。此外，他还认为，类固醇的使用也反映了早期反兴奋剂活动人士的关注所在，即自然的与人工的区别。

> 奥林匹克体育运动的理想是创造一个完整健全的人，而不是一个人工改造的人。令人遗憾的是，由于体育运动的商业化和政治化，这一理想正在被颠覆，在某些医生的帮助下，人类正在不断对自己的身体乱搞一气，自我伤害[14]。

我们不好判断基拉宁在这里所说的"人类身体"到底是指男性身体还是女性身体，也许两者都有。男人越来越高大，越来越强壮；一些女性的肩膀也越来越宽，肌肉线条也更粗更明显，声音更低沉，体毛也更多。20世纪60年代末开始引入对运动员的性别检测，分析观察家们更多关注的则是女性运动员的身体形态。1976年，人们指责民主德国游泳队女将们嗓音过于低沉，据说，她们的教练这样回怼道："我们是来游泳的，又不是来唱歌的[15]。"

药检方法的研发

1972年奥运会到1976年奥运会之间的这几年，对引入类固醇的检测来说是至关重要的一段时期。1971年，当时的国际奥委会主席艾弗里·布伦戴奇就鼓励国际奥委会下属的医学委员会，让他们开始进行类固醇检测的可行性研究。医学委员会主席亚历山大·德·梅罗德亲王已经知道，阿诺德·贝克特（Arnold Beckett）所进行的有关安非他命检测的研究工作，但研究工作的重点还没有转移到类固醇的检测上来。这可能就是（尽管不确定）为什么英国体育委员会在 1972 年把研究经费拨给了圣托马斯医院的普朗蒂（F.T.G. Prunty）教授，让他负责找出检测类固醇的方法 [16]。

普朗蒂的研究似乎并没有直接影响到接下来的科学进步。贝克特联系上了雷蒙德·布鲁克斯（Raymond Brooks），布鲁克斯和普朗蒂在同一家医院工作，但很显然，这两位科学家之间并没有合作关系。相反，布鲁克斯和其他研究人员研发了他们自己的新技术。1974 年，萨姆纳（N. A. Sumner）在一篇论文中，给出了一种"对不同类型合成类固醇的某些特征具有所期望的特异性"的抗血清。不久后，布鲁克斯和他的同事也发表了一篇论文，概述了放射免疫分析方法，这种检测方法在 1975 年已经相当灵敏了。同一时间，沃德（Ward）和他的同事先用放射免疫分析方法得到阳性结果，再用气相色谱－质谱分析法，可以在尿液中检测到一种药物原型及其代谢物 [17]。这些新的研究成果都是反兴奋剂科学知识方面极为重要的进展，是防止类固醇滥用的第一步，尽管当时世界上只有少数几个实验室拥有此类检测的必要设备。与十年前的情况类似，这些少数精英科学家们的工作成果，在那时将改变体育成绩的意义及体育道德操守的本质。这项研究工作原本是他们主要专业研究方向和职业责任之外的一个副业。

1974 年在新西兰举行的英联邦运动会，对这些早期的检测方法进行了试验。参与试验的 55 个尿样中，有 9 个未通过放射免疫分析方法的检测，有 7 个经气相色谱－质谱法证实为阳性[18]。我们不知道这些运动员是否事先得到了有关检测的警告。然而，55 个尿样中就有 7 个是阳性，这个比例相对来说还是比较高的，特别是要考虑到没有一个超级大国来参加本届英联邦运动会。没有美国、前联邦德国、民主德国、苏联或任何前东欧集团的国家，兴奋剂的使用在这些国家一直都被认为更加流行、泛滥。这次试验性的检测工作于 1974 年 2 月完成，试验结果非常令人满意，仅用了两个月时间，国际奥委会就将合成类固醇也列入了违禁药物的清单[19]。

在 1976 年蒙特利尔奥运会举办之前，国际奥委会公布了这种新的检测方法。尽管有些专家已经同时属于这两个组织的有关委员会，但国际奥委会还是需要与国际田联合作，一起制定检测的相关规范和具体程序。国际田联医疗顾问小组成立于 1972 年，成员包括阿诺德·贝克特（Arnold Beckett）和路德维希·普罗科普（Ludwig Prokop）等。然而具有讽刺意味的是，其成员竟然也包括了曼弗雷德·霍普纳（Manfred Höppner），他在那个时期已经是民主德国兴奋剂体制的主导人物了。支持这一努力的重要欧洲科学家还包括德国人曼弗雷德·多尼克（Manfred Donike），他在科隆的实验室将在反兴奋剂工作中发挥核心作用；瑞典人阿恩·永奎斯特（Arne Ljungqvist），他也将成为反兴奋剂科学和政策的另一位长期支持者。国际田联在 1974 年的罗马欧洲锦标赛上也进行了类固醇的检测，但对检测过程的准确性没有太大把握。其中一个核心问题，也是检测工作快速推进的一个主要障碍，就是检测所需的设备复杂。在 20 世纪 70 年代中期，只有 3 个实验室可以同时进行两种类型药物的检测，另外 2 个实验室只能进行一种药物的检测[20]。

除了检测的成本和实用性之外，还有另一个问题，那就是当时大多数主要的运动医学机构都认为，类固醇实际上并不能提高运动员的力量和耐力。直到 20 世纪 80 年代早期，美国运动医学学会才承认类固醇对健美运动和竞技体育有强大的促进作用。大约在同一时间，各种临床医学和其他社会出版物，都会严厉地强调类固醇的不良反应，并警告使用者类固醇的危险。

国际田联和国际奥委会的科学专家共同预测到，类固醇的使用会有一个爆炸性的增长，并试图事先阻止这种药物对使用者和体育形象的潜在危害。类固醇的加入，对已经存在的反兴奋剂工作框架来说毫无违和感：类固醇能够人为地提高运动能力、它是一种作弊形式、它有健康风险。然而，这种道德上的肯定与自信，给了反兴奋剂工作的领导者们某种沾沾自喜的满足感，就好像他们站在了正义的一边。一小群医生和药理学家正在改变体育界，而且在他们看来，他们所做的都是为了让体育界变得更好。如果运动员想靠作弊赢得比赛，那么他们就应该承担相应后果。这逻辑简直天衣无缝，无人能够反驳。这些先驱领导者的自我欣赏，建立在两点理由之上：一个是他们理想化的信念，他们相信，体育运动可以戒除药物的使用；二是他们幻想，体育的管理机构有权抓住服药者。然而，在不知不觉中，这些先驱们引发了体育史上的最大失误之一，并一直持续至今。随着"反兴奋剂战争"的不断演化，这一失误给运动员们带来了很多意想不到的伤害，有越来越多的运动员受到了波及，一些微不足道的违规行为也会受到处罚，程度越来越严苛。

1976 年奥运会的兴奋剂检测结果表明，反兴奋剂工作的新一轮努力并未能阻止兴奋剂的使用。只有 8 名运动员被查出服用了类固醇；而其他的使用者都很聪明，他们知道一个精心实施的"洗脱"期，就足以躲过检测阳性。被检测出阳性的运动员，包括瑞典和捷克斯洛伐克各一名，美国、波兰和保加利亚各两名。除了波兰女子铁饼运动员达努塔·罗萨尼（Danuta Rosani）之外，所有人都是男性举重运动员。令人惊讶的是，这些运动员只是没能很好地计划他们的"洗脱期"，而这种做法在运动员中无人不知。保加利亚选手布拉戈耶夫（Blagoy Blagoev）在药检阳性后被取消了比赛资格，失去了一枚银牌。他在保加利亚的国内外都曾取得了巨大成功，创造了 23 项世界纪录，在 1980 年奥运会上获得银牌，在 1979 年和 1980 年两次世界锦标赛上获得银牌，在 1979 年、1981 年和 1982 年三次欧洲锦标赛上获得金牌，并连续三次获得世界锦标赛金牌（1981—1983 年）[21]。我们不知道，他是否在整个职业生涯中都在使用类固醇，但考虑到类固醇的广泛使用和他持续不断的成功，我们显然有理由怀疑他这一点。

我们知道，民主德国使用兴奋剂的体制是在 1974 年通过一项名为"国家计划"的正式政策而得到强化的。1976 年，民主德国在冬季奥运会奖牌榜上排名第二，虽然大幅落后于苏联，但明显领先于美国。他们在本届夏季奥运会的奖牌榜也是第二，但这次与第一名的差距进一步缩小。苏联以 125 枚奖牌（49 金、41 银、35 铜）位列第一，但民主德国仍获得 90 枚奖牌（40 金、25 银、25 铜）。尽管美国奖牌的总数更多，但由于金牌较少，因而排名第三，美国总共获得了 94 枚奖牌（34 金、35 银、25 铜）。

处于检测技术前沿的反兴奋剂科学家们，没有被阳性检测结果的极少数量所欺骗，他们知道，还有更多运动员成功服用了兴奋剂而没有被发现。事实上，阿诺德·贝克特完全意识到类固醇检测的局限性，他在 1976 年的《奥林匹克评论》（国际奥委会官方杂志）中曾对此发表过一些看法。

比赛选手可能在训练中服用合成代谢类固醇，然后在某一赛事的两三周前停止用药；这样，在比赛中收集到的尿样，可能就不会显示阳性，而参赛选手可能仍因使用药物获得优势，至少在体重上占了优势[22]。

当时人们普遍认为，在许多奥运会项目和职业团体项目中，使用类固醇都是必要的。可以肯定的是，在体育比赛或使用兴奋剂方面，前东欧国家集团也并不是铁板一块，各个国家之间也互相保密。民主德国政府官员一方面急于证明他们不是苏联的傀儡，另一方面也急于证明他们是要赢了"美国佬"资本家的[23]。政府最高层出面组织的使用兴奋剂计划，也不太可能只发生在民主德国一个国家。许多人推测，这样的组织系统也存在于苏联，尽管正如前面说过的，我们缺乏证据来证明这一点。在北美洲和欧洲，人们对使用兴奋剂的反应，既模棱两可又多种多样。体育界的部分人士通过宣传教育、道德声明和科学研究，在推动反兴奋剂的议程；政界和体育界的一些领袖人物也承认，公众都期望"干净体育"，因此在表面上也都会支持反兴奋剂的努力。

1977 年，一份美国总统委员会的报告显示，幕后的真实情形更为复杂。该份报告的核心内容基于以下这种观念，以及由此引发的各种焦虑，即共产主义国家不但在奥运会上的成功领先于美国，而且他们在对类固醇药物的理解和应用方面，也都领先于美国。这份报告的原本目的，主要是探讨为什么美国在奥运会上的表现与其他国家相比有所下降，报告的大部分重点也都集中在如何在学校和大学层面组织开展体育运动。然而，这份报告中也有一些内容是关于使用类固醇的公开和诚实的讨论。大家都有一种感觉，那就是我们对类固醇的认知还很有限，类固醇虽然有潜在的不良反应，但这些不良反应可能会在停药之后就会逆转。这或多或少正也是当时民主德国领导人的想法。报告中的这部分内容概括如下。

> 目前，在运动员使用合成代谢类固醇方面存在着巨大的争议。世界各地正在进行大量研究，以检查这些药物对运动能力的影响。然而，这些研究的控制和管理还不完善，研究结果还不广为人知。这些物质对人体的影响还没有被完全了解。

在谈到与其他国家相比较的情况时，该报告的两位作者写道，"在美国，有关使用兴奋剂的信息在美国体育界的传播还很有限……由于没有认识到医学研究对体育项目的重要性，"报告还说，"美国落后于其他国家，如加拿大和民主德国，这些国家花了数百万美元来协调组织他们在提高体育成绩方面的相关计划和研究项目[24]"。

值得注意的是，报告的作者在这里还提到了加拿大，因为 1976 年奥运会的主办国正是加拿大,而加拿大还从未在奥运会上拿到过金牌,这一点尤其引人关注。到 1976 年,加拿大的运动员和教练员建立起了一个类固醇的使用、咨询和供应的网络。铅球和铁饼运动员毕晓普·多莱吉维茨(Bishop Dolegiewicz),参加过 1976 年和 1984 年的两届夏季奥运会,他是公认的运动员寻找类固醇的信息来源和药物来源。他还有一件出名的事,在 20 世纪 80 年代早期,多莱吉维茨是最早向加拿大前短跑运动员、后来的田径教练查理·弗朗西斯提供类固醇的人。1988 年,查理·弗朗西斯成为短跑运动员本·约翰逊的教练,结果因兴奋剂问题而在全球声名狼藉 [25]。尽管当年他自己还是运动员的时候,弗朗西斯就早已知道类固醇的存在了,但是当 1979 年一名加拿大运动员告诉他,自己的妻子、英国百米短跑选手 [这对夫妇很有可能就是布莱恩·桑德斯(Brian Saunders)和安德里亚·林奇(Andrea Lynch)] 正在使用类固醇的时候,弗朗西斯这才开始意识到,类固醇药物在短跑项目上的渗透已经如此深入了。弗朗西斯也开始意识到,美国人也在广泛使用这种药物,他担心他的运动员在这方面实际上已经落后于美国人了 [26]。

这份报告的两位作者还采访了一位在 1976 年奥运会上药物检测呈阳性的美国举重运动员(报告里没有指明该运动员的名字)。这名运动员自然对被取消了比赛资格感到很失望,但他的抱怨重点却不是这个,而是抱怨美国对运动员的支持不够，他感觉自己是在孤军奋战，什么事情都要靠自己来做决定。两位作者在报告中还对此进行了说明。

　　（美国运动员）在使用药物方面的落后，可以视为国家制度上的失误。在医学上和政治上来说，我们都太天真了。在使用兴奋剂方面，美国举重运动员简直都不知道"该吃哪种药，该吃多少药，该吃多长时间，该停多长时间"。

　　继续往下读这份报告，我们看到其立场与国际奥委会所采取的反兴奋剂及"干净体育"的立场并不相同。相反，这份报告对当时使用兴奋剂局面的看法是现实、客观的。

　　许多运动员都一直在服用合成代谢类固醇，以提高他们的成绩……许多举重运动员都说，据他们所知，没有哪一位举重冠军在他的一生中没有服用过类固醇。特别是那些东欧国家的选手，他们在训练过程中，往往都会大量服用类固醇，但因为是在有人指导的条件下服用的，在比赛中就没有被取消比赛资格。类固醇竞赛的升级，使许多美国运动员感到也不得不服用这种药物了，否则就无法有效地参与竞争……那些有条件在明白人的指导下使用药物的运动员，在国际比赛中都继续表现出优异的成绩，而大多数的美国运动员则还只能单打独斗，自生自灭 [27]。

我们不知道，这份报告中的上述评论对美国的体育政策是否产生了什么直接影响。虽然美国确实也建立了一些新的体育训练中心，目标就是专注于奥运会的成功，但没有证据表明美国对兴奋剂的使用采取了哪些国家层面上的系统化的措施。不过确有大量证据表明，服用类固醇的亚文化，在美国多个地区和多种体育运动中都繁荣了起来。

在短短的几年时间里，使用类固醇的态势就发生了迅速变化，药品的黑市交易迅速增长，在高水平体育运动中使用类固醇已经成为公开的秘密。然而，20 世纪 70 年代末的反兴奋剂工作的最大"收获"，是在 1978 年的世界杯足球赛上。苏格兰球员威利·约翰斯顿（Willie Johnston），因兴奋剂"芬咖明"（Fencamfamine）检测阳性后被禁止参赛，而这药是他为了治疗自己的花粉症而服用的，这是一种非处方药。再考虑到 1972 年发生在里克·德蒙特（Rick DeMont）身上的事情，那些客观公正的观察家们此时应该看得很清楚了，旨在阻止系统化作弊的反兴奋剂的那些政策，不仅未能实现其最初设想的宏伟目标，而且还导致了对那些因偶然原因误用药物运动员的错误惩罚。

1979 年，苏联军队出兵阿富汗。于是，1980 年的莫斯科奥运会就成了政治争论的焦点。包括美国在内，共有 66 个国家抵制了本届奥运会。一些国家，如英国，只派出了一个规模很小的代表队参加。由于参赛国家不多，本届奥运会的奖牌榜上，苏联一枝独秀，他们获得了 80 枚金牌、69 枚银牌和 46 枚铜牌。民主德国以 47 金、37 银、42 铜位居第二；保加利亚以 8 金、16 银、17 铜位居第三，与第二名的差距不小。尽管遭到抵制而且最近引入了类固醇的检测，本届奥运会还是创造了 36 项世界纪录、39 项欧洲纪录和 74 项奥运会纪录。

此时此刻，使用兴奋剂的情况都被各方小心翼翼地严加管理着，以免被发现。民主德国，当然也可能包括苏联，在运动员出国参加国际比赛之前，都要对他们进行事先检测。许多运动员和他们的支撑团队，也都非常清楚类固醇的使用和停用的周期间隔。即便如此，1980 年奥运会期间，竟然没有一个运动员的尿检呈阳性，这件事仍然令人高度怀疑，尤其是考虑到苏联和民主德国在使用兴奋剂方面的严重程度。该届奥运会上，究竟有多少有组织的预谋存在，以避免被检测出药物阳性，这仍然是一个待解之谜。英国调查记者安德鲁·詹宁斯（Andrew Jennings）报道称，一名克格勃上校后来承认，在该届奥运会上的反兴奋剂努力，遭到假扮成国际奥委会官员的克格勃的阻挠（2014 年的俄罗斯索契冬季奥运会上，这一招还在继续使用）。这显然让许多苏联运动员"在这种巨大的保护"下得以被解救[28]。

2016 年，前苏联国家田径队的首席医疗官格里戈里·沃罗别夫（Grigory Vorobiev）医生告诉《纽约时报》，使用类固醇极为常见。

他说，在20世纪70年代，与他一起合作的数百名运动员中，大多数人都在向他咨询什么药物可以提高成绩，特别是在参加过国际比赛之后。他说，当运动员在个别咨询中寻求建议时，他会告诉他们服用"尽可能少的剂量"，并提醒他们注意肢体抽筋或嗓音的变化，这可能表明剂量过大了。最重要的是，他强调，药物不能代替刻苦训练。他还说，并非每个运动员都选择使用违禁药物，也并非人人都会同流合污。他无法估计有多少运动员服用过药物，并补充说，即使一些身体出现明显变化的运动员，在私下找他咨询时也会否认服用过药物。但沃罗别夫说，低剂量口服类固醇，在顶级田径运动员中很常见，他声称，如果他劝阻他们不要服用类固醇，他就会因运动员们的成绩不佳而受到指责，然后立即被解雇[29]。

他还向记者展示了一份1983年的苏联官方文件，显示苏联官方当时希望进一步提高类固醇的使用水平，以便为1984年奥运会做准备，但由于对洛杉矶奥运会的政治抵制，苏联最终没有参加该届奥运会。但也有一些科学证据表明，许多运动员在准备1980年奥运会时服用了兴奋剂。尽管苏联实验室的科学设备和所遵循的检测程序，都在国际奥委会的严密监察之下，但德国反兴奋剂科学家曼弗雷德·多尼克（Manfred Donike），还是在比赛结束后就获准检查所有样本。奇怪的是，这一许可是在比赛之前就获得批准的，好像国际奥委会早就预料到会出问题。多尼克应用了他开发的一种新的测试外源性睾酮水平的方法，他还设定了一个较为宽松的比例 6：1（睾酮：上皮睾酮）。他发现，有 20% 的样本呈阳性，其中包括 16 名金牌得主。正如体育历史学家约尔格·克里格尔（Jörg Krieger）曾经说过的那样。

> 结果证明，兴奋剂的控制系统，远没有当时许多反兴奋剂实验室专家曾经普遍认为的那样有效。尽管这些专家们付出了越来越大的努力，但留给运动员们的空子仍然有很多。兴奋剂的使用技术，远远领先于兴奋剂的分析检测技术 [30]。

我们不知道这 16 位金牌得主都来自哪些国家，尽管绝大多数金牌都是苏联和民主德国获得的。然而，20% 的睾酮阳性可能只是冰山一角，因为还有许多其他运动员也会使用类固醇，但都做到了在检测之时早已被及时排出体外了。苏联给人的印象是，他们对待反兴奋剂工作的态度是严肃认真的，而唯一能表明他们故意破坏这一过程的迹象，就是上述安德鲁·詹宁斯（Andrew Jennings）的轶事。然而，我们可以推测，他们既然已经非常了解检测过程的细节，他们就能够在事发前小心地控制好用药的剂量和洗脱的速度。

然而，就更广泛的背景而言，一个不可避免的结论就是，反兴奋剂的政策和检测，都是彻底失败的。如果没有一个真正全面覆盖的系统，让运动员全年都能经常接受检测，而不仅仅是在比赛期间检测，那么就不可能防止类固醇的使用。体育运动的竞争本质，对使用兴奋剂的行为有着滚雪球般倍增的影响。如果一名运动员和他的教练在想，他们最有竞争力的对手使用了兴奋剂，那么他们就会认为自己别无选择，只能照样使用。1983年的泛美运动会向世界表明，使用兴奋剂的国家，绝不仅限于苏联阵营。

1983年的泛美运动会在委内瑞拉的加拉加斯举行。共有36个国家参加了比赛，美国、古巴和加拿大荣登奖牌榜榜首。在比赛开始前不久，宣布要进行类固醇检测，结果导致14人被取消比赛资格。其中，有11名运动员参加了举重比赛，其中包括来自多个国家的运动员：古巴3名，加拿大2名，美国、委内瑞拉、阿根廷、波多黎各、智利和尼加拉瓜各1名，其他运动员分别参加了自行车（智利）和田径（多米尼加共和国）比赛。此外，据报道，12名美国田径运动员，当他们听说要进行药物检测时，就退出了比赛。这说明，反兴奋剂工作的成功，在一定程度上是由于采用了多尼克开发的检测合成睾酮的新方法[31]。不过，这也似乎说明了，使用兴奋剂的组织工作和施用药物剂量，以及药物洗脱的宣传工作，并没有像1977年美国总统委员会的那份报告中所说的那样推进得非常普及。能做到避免被检测出阳性，与使用兴奋剂过程中的其他任何一个环节相比，都同样重要。

其中被取消资格的一个运动员，是加拿大举重冠军盖伊·格里韦特（Guy Greavette），他获得过两枚金牌和一枚银牌。赛后，他坦率而公开地谈到了体育运动中的类固醇文化，并告诉了加拿大广播公司。

> 我从 1980 年开始服用类固醇……到 1981 年，我开始更加定期地服用；我不大量服用，服用时间很短……我知道有些风险……如果你滥用一种药物，我相信可能会有一些不良反应。我不觉得我滥用了它。我用过它，但我没有滥用它 [32]。

格里韦特的教练是奥尔多·罗伊（Aldo Roy），他同样表示没有什么值得悔悟的："作为教练，我们都是业余的，我们都是这个组织的志愿者；至于与其他组织的关系，我们的责任就是让运动员了解使用药物的利与弊……我认为我们的责任就是教育好他们 [33]。"在 21 世纪，人们对使用兴奋剂都有一种过度的危机感，以至于连谈论兴奋剂这种事都成了禁忌话题。与此相反，格里韦特和罗伊这二人的态度表现得相当诚实。正如加拿大体育社会学家伊恩·里奇（Ian Ritchie）和格雷格·杰克逊（Greg Jackson）所指出的那样。

格里韦特表达了他对类固醇危害的比较"相对性"的观点，这与当今反兴奋剂政策对药物所采取的那种"要么全好，要么全坏"的观点大相径庭。即使这些药物可能与健康息息相关，但我们还是很少能容忍这些"中间立场"的观点。最后，教练员罗伊的建议是，教练的工作就是"教育"运动员，让他们了解使用兴奋剂的"利与弊"。在当今的反兴奋剂的大环境下，可能很少有人会给出这种建议了。如今，没有哪个教练会承认自己给运动员这种"无微不至"的建议，因为他们会受到公开批评甚至严厉谴责 [34]。

这一时期是类固醇文化跨国传播的时期。使用药物，特别是过度使用药物和同时使用多种药物，对健康是有风险的，但人们还并不清楚具体有哪些风险。很有可能是在柏林墙倒塌后，发生在民主德国运动员身上的那些事情，才让人们发出了更多的批评和谴责之声。格里韦特和罗伊对类固醇的看法也很务实。他们认为这是一次支持使用药物来提高运动成绩的好机会，并且他们相信，如果管理得当，就可以做到不会对运动员造成任何实质性的伤害。这也表明，在加拿大出现了使用兴奋剂的风气，因为我们都知道，许多加拿大的力量型运动员和田径运动员，从 20 世纪 80 年代初就已经开始服用兴奋剂。1988 年的本·约翰逊（Ben Johnson）药物丑闻之后，这种风气将被完全暴露出来。

格里韦特还参加了1988年的奥运会。在2002年的一次采访中，教练罗伊留给人们的印象是他隐约感到他的团队中，有些举重运动员可能在使用类固醇，但还不是很确定："我们告诉所有在训练营里的运动员们，如果谁在使用类固醇，那么他们最好在比赛之前的几个月就停用。如果在比赛的时候你被抓住阳性，那你就是个傻瓜[35]。"

格里韦特在2002年也接受了采访，他说他一直在考虑使用类固醇，已经有两年多了。他得出结论，如果没有类固醇，你就不可能成为一名成功的举重运动员。他的队友拉里·伯克（Larry Burke）也有同样看法："我使用了类固醇，用得不多，但是我用了。如果没有类固醇，我想我是不可能达到那种成绩水平的[36]。"

尽管反兴奋剂的做法还存在种种缺陷，但它已经开始产生影响。兴奋剂检测迫使运动员们都慎重考虑药物的使用、剂量和风险。不过，1983年的泛美运动会，让类固醇的使用第一次成为丑闻，并登上了加拿大媒体的头版头条——这又一起体育"黑暗面"的丑闻，也再次印证和支持了反兴奋剂运动的起源和演变背后的那一简单的初衷。

使用兴奋剂会让运动员的名声受损，这是显而易见的。格里韦特感觉到他被朋友、同事和体育组织"抛弃"了。他被禁赛两年，这意味着他将错过1984年的奥运会，当时他是争夺金牌的热门人物。用伯克（Burke）的话说，他是被加拿大体育当局"晾在一边了"[37]。在美国，杰夫·迈克尔斯（Jeff Michaels）也遭受了类似的痛苦。他被剥夺了泛美运动会的三枚金牌，并被取消了 1984 年奥运会的参赛资格。这是打击兴奋剂运动的开始，对兴奋剂和兴奋剂使用者的处罚措施，开始逐渐严酷起来。然而，当时仍然没有一个统领全局的反兴奋剂政策，惩罚措施也都是就事论事和临时决定的，药物检测也是偶尔进行的，检测范围也是有限的。不过，在 1984 年奥运会之前的几年里，风头开始转向，人们开始反对使用类固醇。

关于类固醇的道德恐慌及其影响

美国体育医学学会在 1977 年曾经宣布，类固醇对运动能力没有影响。但在 1984 年的一次会议上，该组织的领导层决定改变这一立场并认可这种说法，即如果与举重训练计划和高蛋白饮食配合使用，那么类固醇确实能够提高运动能力。在此期间，艾伦·瑞恩（Allan Ryan）发表了两篇文章（1978 年和 1981 年），概述了使用类固醇的利弊。瑞恩是美国运动医学学会的创始成员，并在 1963—1964 年担任学会主席。从此我们将开始看到，围绕着类固醇提高运动能力和危害运动员健康等问题，以及这些问题是否已经严重到必须要进行药物检测、必须要对运动员进行教育干预的程度，出现了很多科学上的探讨。

1965—1977 年，一共发表了 25 项临床研究的成果，这些研究的目标是给成年男性使用合成雄激素，以评估其身体力量的变化，其中有 10 项研究还针对性地研究了身体的最大耗氧量。其中的 12 项研究结果声称，如果使用类固醇，则上述的那些指标会有所改善；而另外的 13 项研究，则没有观察到任何改善。另外，还有其他一些研究表明，在健康的成年男性中，类固醇会减少睾酮和促性腺激素的产量，从而减少精子的生成。在接受 ^{17}C 烷基化睾酮衍生物给药的研究对象中，发现有高达 80% 的受试者出现了肝功能的改变。有报道说，在接受了这种给药的受试成年人中，会出现肝紫癜症并伴随肝衰竭和死亡，还有报道说，有受试者出现了致命的肝癌。检测尿液中合成代谢类固醇的可靠方法，开始在一些国际赛事中使用。但是，药物检测、明令禁止和禁赛处罚，所有这些措施都未能有效控制类固醇的使用。最大的希望，可能还是在于不断地教育广大的运动员，在于不断地教育他们的管理者 [38]。

鲍勃·戈德曼（Bob Goldman）、帕特丽夏·布什（Patricia Bush）和罗纳德·克拉茨（Ronald Klatz）三人在 1984 年合著了《更衣室里的死亡：体育运动中的类固醇》，书中对类固醇的使用提出了颇具影响力的评论。在该书中，作者们详细描述了一系列过度使用或同时使用多种药物导致严重疾病或死亡的案例。一些媒体也开始对兴奋剂这一话题产生了更多兴趣，但只是当成丑闻话题来炒作。当然，之前有一些兴奋剂事件也是被这样对待的，如1963年英国埃弗顿足球队的安非他命事件，不过对汤米·辛普森和克努德·内马克·詹森的报道还算较为中立可观，媒体报道关注的是他们的死亡悲剧，而不是指责他们使用了兴奋剂。然而，媒体对泛美运动会事件的报道，却把使用兴奋剂定性为根本上的错误：这不关乎一个运动员使用了多少药物，不关乎他是否赢得了比赛，也不关乎他是否遭受了任何健康上的影响。最重要的是，媒体的注意力完全集中在了运动员身上，这些使用兴奋剂的运动员被定义为骗子。而这种形式的欺骗，要比其他形式的欺骗在感情上更让人难以接受，会受到更猛烈的抨击。

在丹·杜尚（Dan Duchaine）等权威人物的鼓吹下，类固醇在不同人群中的使用范围不断扩大。杜尚在1981年出版了一本《地下类固醇手册》。杜尚意识到，美国的西海岸是此类机会的温床。正如美国记者兼作家肖恩·阿塞尔（Shaun Assael）所指出的那样。

　　1984年，奥林匹克运动会来到了洛杉矶，随之涌入的是一大群运动员，他们正在寻找能增加肌肉的最新的灵丹妙药……在《举重》（1977年的纪录片）首映五年后，洛杉矶的每个人都想要电影明星施瓦辛格那样健硕的体格。更糟糕的是,一种新的疾病(指艾滋病)正在旧金山夺去很多男性患者的生命,并且已经开始沿着太平洋海岸一路南下。患者开始使用类固醇,试图阻止这种疾病引起的身体消瘦 [39]。

杜尚与迈克·祖姆帕诺(Mike Zumpano)合作,撰写了一本类固醇使用指南,该指南包括了 29 种不同药物,详细介绍了它们的药效和使用方法。他们甚至在指南中给出读者要去哪里购买药品的建议,并提供了价格信息。这本小册子只有 18 页,杜尚和祖姆帕诺只用了十天就编写完成,并让一位朋友在他的车库里打印出来。他们在《增肌与力量》杂志上为这本小册子打了广告,售价 6 美元。结果不到 1 周,他们就收到了 500 美元的订单。很快,这个小册子就销往了全世界,在法国卖了 5000 本,在德国卖了 3000 本。短短几个月,他们就卖出了 8 万本,赚了近 50 万美元 [40]。

类固醇生意的供应商都头脑灵活,妙招百出,卖家对现有用户服务周到,并会想方设法不断招徕新用户。加拿大投掷运动员毕晓普·多莱吉维茨(Bishop Dolegiewicz)就是一个类固醇的供应商,他不但提供类固醇药物而且还乐于提供使用建议,他因此在 20 世纪 70 年代和 80 年代的体育界非常出名。他会建议运动员,特别是年轻运动员,如何确定正确的用药量、用药周期,以及如何减少不良反应 [41]。他还帮助运动员练习自己打针。这方面知识的广泛传播，使得类固醇的使用在整个体育运动中成了常态，并导致类固醇的黑市交易迅速增长。运动员在比赛期间可以很容易避免检测出阳性，而当时又没有赛外检测这一环节。而在另一个阵营，反兴奋剂的活动人士和科学家们，一面警示服用兴奋剂的人要注意健康风险，一面在努力改进药物的检测系统。洛杉矶奥运会将要证明，反兴奋剂人士将要输掉这场与使用兴奋剂的战争。与杜尚和祖姆帕诺这些类固醇的权威大师们相比，反兴奋剂活动人士简直可以说是望尘莫及。他们无法控制医生们向自己的"患者"出售类固醇，更不用说那些地下的类固醇制造商和健身房里的分销商了。更糟糕的是，他们也没有足够的资金来进行全面充分的检测。类固醇的使用已经蔓延开来，泛滥成灾。

参考文献

［1］ P. Dimeo, *A History of Drug Use in Sport, 1876–1976: Beyond Good and Evil* (London and New York, 2007), p. 116.

［2］ P. Dimeo, T. M. Hunt and R. Horbury, 'The Individual and the State: A Social Historical Analysis of the East German "Doping System"', *Sport in History*, XXXI/2 (2011), pp. 218–37.

［3］ *The Guardian*, 23 August 1972.

［4］ Quoted in *The Times*, 14 October 1972.

［5］ Quoted in *Timeshift: Drugs in Sport*, BBC, www.bbc.co.uk/news, 15 June 2005.

［6］ L. Woodland, *Dope: The Use of Drugs in Sport* (London, 1980), p. 57.

［7］ Quoted in *The Times*, 24 August 1972.

［8］ T. M. Hunt, P. Dimeo, F. Hemme and A. Mueller, 'The Health Risks of Doping during the Cold War: A Comparative Analysis of the Two Sides of the Iron Curtain', *International Journal of the History of Sport*, XXXI/17 (2014), pp. 2230–44.

[9] K. Patera, cited in T. Todd, 'Anabolic Steroids: The Gremlins of Sport', *Journal of Sport History*, XIV/1 (1987), pp. 87–107; p. 95.

[10] Ibid.

[11] C. Dubin, *Commission of Inquiry Into the Use of Banned Practices Intended to Increase Athletic Performance* (hereafter Dubin Report) (Ottawa, 1990), pp. 228–9.

[12] Ibid., p. 239.

[13] Cited in F. Landry and M. Yerlès, *The International Olympic Committee: One Hundred Years. The Idea, the Presidents, the Achievements* (Lausanne, 1996), p. 255.

[14] M. Killanin, *My Olympic Years* (London, 1983), p. 161.

[15] R. S. Laura and S. W. White, 'The Price Athletes Pay in Pursuit of Olympic Gold', in *Drug Controversy in Sport: The Socio-Ethical and Medical Issue*, ed. R. S. Laura and S. W. White (Sydney, 1991), p. 6.

[16] *The Times*, 21 April 1972.

[17] N. A. Sumner, 'Measurement of Anabolic Steroids by Radioimmunoassay', *Journal of Steroid Biochemistry*, v (1974), p. 307; R. V. Brooks, R. G. Firth, and D. A. Sumner, 'Detection of Anabolic Steroids by Radioimmunoassay', *British Journal of Sports Medicine*, IX/2 (1975), pp. 89–92; A. Beckett, 'Problems of Anabolic Steroids in Sport', *Olympic Review*, CIX–CX (1976), pp. 591–8.

[18] 18 A. Kicman and D. B. Gower, 'Anabolic Steroids in Sport: Biochemical, Clinical and Analytical Perspectives', *Annals of Clinical Biochemistry*, XL (2003), pp. 321–56.

[19] Ibid.

[20] J. Krieger, *Dope Hunters: The Influence of Scientists on the Global Fight Against Doping in Sport, 1967–1992* (Champaign, IL, 2016).

[21] 'Blagoy Blagoev', www.sportsreference.com, accessed 6 September 2021.

[22] Beckett, 'Problems of Anabolic Steroids in Sport', p. 597.

[23] T. M. Hunt, P. Dimeo, M. T. Bowers and S. R. Jedlicka, 'The Diplomat-

ic Context of Doping in the Former German Democratic Republic: A Revisionist Examination', *International Journal of the History of Sport*, XXIX/18 (2012), pp. 2486–99.

[24] Final Report of the President's Commission on Olympic Sports (Washington, DC, 1977), vol. I, p. 123.

[25] Dubin Report, pp. 229–30.

[26] Dubin Report, p. 240.

[27] Final Report of the President's Commission on Olympic Sports (1977), vol. I, pp. 251–2.

[28] T. Hunt, *Drug Games: The International Olympic Committee and the Politics of Doping, 1960–2008* (Austin, tx, 2011), p. 66.

[29] R. Ruiz, 'The Soviet Doping Plan: Document Reveals Illicit Approach to' 84 Olympics', *New York Times*, 13 August 2016.

[30] Krieger, *Dope Hunters*, p. 202.

[31] J. Krieger, L. P. Pieper and I. Ritchie, 'Sex, Drugs and Science: The IOc's and IAAF's Attempts to Control Fairness in Sport', *Sport in Society*, XXII/9 (2019), pp. 1555–73.

[32] I. Ritchie and G. Jackson, 'Politics And "Shock": Reactionary Anti- Doping Policy Objectives in Canadian and International Sport', *International Journal of Sport Policy and Politics*, VI/2 (2014), pp. 195–6; p. 195.

[33] Ibid., pp. 195–6.

[34] Ibid., p. 196.

[35] 'Weightlifter Still Stigmatized 20 Years After Pan Am Scandal', cBC, 7 February 2002, at www.cbc.ca.

[36] Ibid.

[37] Ritchie and Jackson, 'Politics And "Shock"'.

[38] A. J. Ryan. 'Anabolic Steroids Are Fool's Gold', *Federation Proceedings*, XL/12 (1981), pp. 2682–8; p. 2682.

[39] S. Assael, *Steroid Nation: Juiced Home Run Totals, Anti-Aging Miracles, and a Hercules in Every High School: The Secret History of America's True Drug Addiction* (New York, 2007), p. 5.

[40] Ibid.

[41] Dubin Report, pp. 229–30.

第 5 章

终结纯真时代

1983 年泛美运动会的药物丑闻，并没有引发反兴奋剂的革命。这或许鼓励了国际奥委会及反兴奋剂的圈内人士采取更大胆的行动，他们希望打击使用兴奋剂，希望严厉惩罚兴奋剂的使用者，这些人中就包括化学家和兴奋剂检测的研发者曼弗雷德·多尼克（Manfred Donike）。这也可能会使一些兴奋剂使用者，在施用自己的药量和使用其他逃避方法时变得更加小心谨慎。然而，到了 1983 年，在美国、加拿大和英国，也许还有其他地方，都有很多运动医生愿意帮助他们的运动员客户，满足他们对增强体能药物的需求。民主德国和苏联使用兴奋剂的体制仍在快速发展，但这两个国家都抵制了 1984 年的洛杉矶奥运会，这就意味着当时反兴奋剂工作的重点，只好放在北美国家和西欧国家了。

从表面上看，1984 年的奥运会干净得令人惊讶。整个赛事期间，只有 12 项检测呈阳性（其中 11 项是类固醇，还有 1 项是麻黄素），只有两名奖牌得主被取消资格。其中一位是瑞典摔跤选手托马斯·约翰逊（Thomas Johansson），他获得了一枚银牌。这次挫折并没能阻止他继续他的职业生涯，他又在 1986 年的世界锦标赛上赢得了金牌，在 1992 年的奥运会上赢得了银牌。另一位被取消奖牌资格的是芬兰的 10 000 米跑选手马尔蒂·瓦伊尼奥（Martti Vainio），他也获得了银牌。然而，他后来争辩说，他的检测阳性是由于他不小心使用了一种类固醇，他原以为是维生素补充剂。对他的处罚从终身禁赛缩短为 18 个月，之后他又回到了竞技比赛中。在本届奥运会上，冰岛铁饼运动员韦斯泰恩·哈夫斯坦森（Vésteinn Hafsteinsson）也被取消了比赛资格，但他在 1987 年世界锦标赛上又复出了。此后，他又参加了三届奥运会（1988 年、1992 年和 1996 年）和三届世界锦标赛（1991 年、1993 年和 1995 年）和两届欧洲锦标赛（1990年和 1994 年）。退役后，他当了一名教练，他的手下队员包括世界和奥运会冠军戈德·坎特（Gerd Kanter）。希腊标枪选手安娜·弗罗里（Anna Verouli）被取消比赛资格后，又参加了 1986 年的欧洲锦标赛、1988 年和 1992 年的两届奥运会、1987 年和 1991 年的两届世界锦标赛和 1990 年的欧洲锦标赛。

由于缺乏国际统一的反兴奋剂规则，对违规运动员的惩罚措施只能根据具体情况来决定。1984 年奥运会的这些案例表明，体育界还没有像 4 年后本·约翰逊（Ben Johnson）被罚终身禁赛那样，将使用兴奋剂妖魔化。这可能与这样一个事实有关：在洛杉矶奥运会上检测出阳性的运动员都不是那么有名。这些运动员大多来自希腊、冰岛、瑞典、日本、意大利、奥地利、阿尔及利亚和黎巴嫩。美国传奇短跑运动员埃德温·摩西（Edwin Moses），曾在 1976—1984 年的奥运会上获得金牌，他后来成为一名反兴奋剂活动人士。他在 2009 年表示："我们都知道 1984 年发生了什么。但我不认为，它当时就已经发展到了今天的地步……如今全世界都在怀疑运动员们在使用兴奋剂[1]。"

1984 年兴奋剂的使用其实已经相当普遍了，只不过这一事实被掩盖了起来，但它终将在适当的时候浮现出来。其中一个臭名昭著的传闻就是，为了避免负面影响，有 9 个阳性的兴奋剂检测结果被故意销毁了。对于这一事件，流传着多种说法。调查记者肖恩·阿塞尔（Shaun Assae）指出，国际奥委会医学委员会主席亚历山大·德·梅罗德亲王存放检测结果文件的保险箱被转移了，放到了另外一处储藏地点[2]。体育历史学家托马斯·亨特（Thomas Hunt）发现了 1994 年的一封信，信中梅罗德亲王声称，是洛杉矶奥运会组委会成员托尼·戴利（Tony Daly）销毁了有关检测记录[3]。不过，到了 1999 年，加拿大律师迪克·庞德（Dick Pound）成为世界反兴奋剂机构（WADA）的首任主席，他在 1987 年被任命为国际奥委会的副主席。庞德认为，销毁并掩盖药检阳性记录是一起有组织的行为，这其中涉及国际奥委会主席和国际田联主席[4]。

不管上述的两种说法哪个正确，国际奥委会领导层对反兴奋剂的检测及其结果，总能左右逢源，把事情说成对自己有利。在某种意义上来说，国际奥委会意图做到这一点很容易。如果检测结果只有少量阳性，那就可以说，是药检先发制人的威慑机制发挥了作用；如果检测结果出现大量阳性，那就可以说，是赛事现场的药检工作发挥了作用。1983 年的泛美运动会及随后的公开辩论，可能会让人们怀疑，全面揭露兴奋剂问题是否有利于奥林匹克运动的品牌声誉。1984 年的奥运会以成功举办而闻名于世，因为它引入了新的商业化方法，其中包括跨国公司的商业赞助和卓有成效的成本管理（不像蒙特利尔奥运会欠下了巨额债务，需要 30 年才能还完）。但是，如果有一位著名的美国运动员被发现服用了兴奋剂，那么这届奥运会的好名声肯定会因此蒙上一层阴影。

1984 年奥运会期间运动员服用兴奋剂的程度，现在已无从得知，相关证据也寥寥无几。美国加州的医生罗伯特·科尔（Robert Kerr）在 1982 年出版过一本书——《运动员使用合成代谢类固醇的实际应用》。他是著名的医学专家，许多运动员都会找他咨询。他后来声称，自己为 20 多名 1984 年奥运会的奖牌得主提供了类固醇[5]。我们都知道，本·约翰逊使用类固醇的计划开始于 1981 年，很有可能他在 1984

年的奥运会之前也使用了药物，本届奥运会上约翰逊获得了两枚铜牌。他的队友安杰拉·泰勒 - 伊萨延科（Angella Taylor-Issajenko），也曾与科尔医生和约翰逊的医生杰米·阿斯塔潘（Jamie Astaphan）都合作过。泰勒 - 伊萨延科在1984年获得了一枚银牌。在1982年的英联邦运动会上，她曾获得两枚金牌，一枚银牌和一枚铜牌。后来，她谈到了在这段时间内使用类固醇与赢得金牌之间的密切关系。

> 我总是觉得，像我这个级别的人可能都在使用兴奋剂，而级别比我低的那些运动员，如果不使用药物就根本别想赢我……彩虹的尽头是一袋袋亮闪闪的金子。这太诱人了。在美国，商家会找你做广告、找你代言，把你的头像印在他们的产品包装上。金钱的诱惑无人可挡。商家甚至都不会考虑那些银牌得主，他们只要金牌得主。你赢了奥运会，马上就是百万富翁 [6]。

其他加拿大运动员，在准备1984年奥运会时也服用了兴奋剂。1983年泛美运动会的余波，也没能改变力量型体育运动队使用类固醇的习惯。雅克·德默斯（Jacques Demers）在举重比赛中获得银牌，他后来也承认自己经常使用类固醇。他和队友特伦斯·哈德洛（Terrence Hadlow）、米歇尔·皮特拉库帕（Michel Pietracupa）、马里奥·帕伦特（Mario Parente）一起，被发现走私大量类固醇到加拿大。

在今天看来，这是一个不可思议的事件。1983 年 10 月，她们在莫斯科参加完世界举重锦标赛后，在返回蒙特利尔的米拉贝尔机场时被截获。他们的包里有 22 515 颗类固醇胶囊和 414 瓶睾丸素。加拿大警方推断，这是一种走私行为，因为运动员们说，在莫斯科以 1 美元的价格就可以买到 100 颗胶囊，然后在加拿大能卖到 35 美元。盖伊·格里韦特告诉加拿大媒体，这是他的日常行为："虽然很遗憾，但这并不是什么新鲜事。这种情况已经发生很多年了。这些药在那边要便宜得多，而且也很容易买到，所以你只管去买就是了。你知道，这些药很有用，这买卖太诱人了 [7]。"

在今天，你可能觉得简直不可思议，这些走私药物的运动员们既没有被判刑入狱，也没有被禁赛太久，以至于德默斯后来还能如常地参加 1984 年的奥运会。问题显然已经很严重，加拿大体育当局正在努力控制局面。随着人们越来越认识到，在那些前东欧国家有可以购买和使用类固醇的绝好机会时，这一问题已经演变成为一个国际问题。加拿大体育代表队也会前往这一地区参加比赛，他们每年也会在前捷克斯洛伐克举办训练营，这些都是运动员轻松获得各种类固醇的好机会。民主德国的兴奋剂使用计划仍在大行其道，只不过他们对这类药物的管理非常严格，未经国家批准的药物都不准进口或出口。

在英国体育界，服用兴奋剂也是一个见不得人的秘密。在 20 世纪 70 年代末和 80 年代初，长跑运动员大卫·詹金斯（David Jenkins）和德鲁·麦克马斯特（Drew McMaster），开始使用兴奋剂来提高运动能力[8]。我们稍后还会讲到，詹金斯和丹·杜尚一起，成功地做起了进口类固醇的生意。詹金斯参加了 1972 年、1976 年和 1980 年的三届奥运会，而麦克马斯特参加了 1980 年的奥运会和 1982 年的英联邦运动会。跳高运动员戴夫·亚伯拉罕斯（Dave Abrahams）表示，这些奥运会上都充斥着使用兴奋剂的问题："在赛后回国的飞机上，大多数的英国运动员都在谈论着药物。我认为，80% 的人都在服用或曾经服用过[9]。"

国际知名的英国运动员，也提供了使用兴奋剂的进一步证据。在 1986 年，泰莎·桑德森（Tessa Sanderson，1984 年的奥运会标枪金牌得主）写道，"一两年前，一位著名的前国际投掷运动员说，他相信 60% 的英国队队员曾经服用过药物，尤其是类固醇……根据我的观察，我认为他说的并不离谱[10]。"在 1980 年和 1984 年奥运会上蝉联十项全能金牌的戴利·汤普森（Daley Thompson）也估计，有约 80% 的英国精英运动员都服用了兴奋剂[11]。

与其他国家一样，英国体育界的领导层对此的反应也是褒贬不一。有一些运动员、教练员和官员，会公开批评使用兴奋剂。然而，体育社会学家伊万·沃丁顿（Ivan Waddington）已经证明，对使用兴奋剂还存在一种共谋和默许的因素。比如说，无论是在重要赛事之前或者赛事期间，如果某个运动员意图不被抽中去做药物检测，那么他有多种办法和安排可以做到这点。查理·弗朗西斯也曾说过，这种做法在英国发生过。沃丁顿还强调了体育医生和教练的作用，他指出，英国运动员曾由队医提供类固醇，队医会记录药物的效果，并提供逃避兴奋剂检测的策略。避免药检呈阳性这点非常重要，因为即使是那些对兴奋剂问题视而不见的著名教练和高层官员，也都难以避免与英国运动员药检呈阳性的丑闻扯上关系[12]。

我们无法具体证实，到底都有哪些人参与了兴奋剂的使用，也无法证实，在英国最高水平的体育运动中，使用兴奋剂的情况究竟有多普遍。我们只知道，在国际奥委会、国际田联及欧洲委员会的内部，都有一些英国的体育官员和科学家们，他们曾经领导过阻止使用兴奋剂的工作，并还在继续这样做。与此同时，他们的一些英国同胞却似乎对运动员服用兴奋剂的做法视而不见。不过，在20世纪80年代，英国知名运动员的药检都没有呈阳性。

类固醇的生产和供应生意兴隆。前运动员大卫·詹金斯（David Jenkins），在职业生涯的末期开始使用类固醇，之后他就变身为类固醇的卖家，他的企业还从墨西哥向美国走私类固醇。到20世纪80年代中期，据说他包揽了大约70%的类固醇黑市供应。1987年，他和其他33人被判有罪，他们走私了价值超过1亿美元的类固醇进入美国。

据估计，在1985年一年内，就有超过100万的美国人使用了类固醇，其中大约有40%会从像罗伯特·科尔这样有资格的医生那里获得 [13]。这就意味着另有 60% 的使用者会从地下黑市卖家那里获得，因而冒着各种风险，比如交叉污染、标签错误、剂量不当等，如何用药也全凭听信其他使用者的说法。1988 年的一份报告，明确指出了运动员和广大公众获得兴奋剂产品的便利程度。

　　鉴于药物滥用的形式不断花样翻新，任何一个下定决心想使用药物的运动员，都可以随时买到他想要的药物，尽管这不是在说他随随便便在当地就能买到合成代谢类固醇或兴奋剂。我们必须承认，对于人生长激素这种药物存在着严重的地下市场，而且有确凿的证据表明，这种物质被大量偷盗，这就说明有人早就瞄准了运动员需求这个大市场 [14]。

类固醇的使用，已经遍及体育运动的各个环节。1988 年发表在《美国医学会杂志》上的一项调查报告说，有 6.6% 的美国高中生承认使用了类固醇。此外，使用新的药物也变得越来越普遍，尤其是人生长激素 [15]。这些信息大多来自 1984 年奥运会后在加州进行的调查结果。加里·康迪特（Gary Condit）是一名加州议员，他呼吁采取更多措施来解决类固醇的使用问题。他的办公室在 1985 年指出："如果说世界顶级运动员的药物滥用还不够可怕的话，那么现在的证据表明，这种药物滥用已经渗透到高中以下的儿童和青少年之中了^[16]。"类固醇的使用变得政治化，吸引了上层政治家们的注意，这将导致许多国家对此进行立法。意料之中的是，人们对美国类固醇黑市的性质和范围开始感到担忧。1987 年，詹金斯和他的药物走私团伙被定罪，这意味着市场的增长有多么迅猛。到 1990 年，据估算，仅在美国这个市场每年的交易额就已超过 3 亿美元[17]。

兴奋剂的使用手法在不断创新，体育当局在面临新的挑战，这种种迹象都来自美国奥运代表队，他们在 1984 年洛杉矶奥运会上取得了巨大成功。1985 年 1 月，《体育画报》首次报道了这一新闻，但 1985 年 2 月《滚石》杂志的头版新闻，则吸引了更广泛的读者，其头版新闻的标题是"奥运丑闻：美国获奖运动员靠使用兴奋剂赢得比赛"。接下来的一篇详细报道题为："奥运会作弊：违禁兴奋剂和美国自行车队的内幕"。据揭露，这位美国自行车队的教练组织实施了一个输血计划，也就是所谓的血液兴奋剂。7 名自行车选手参与其中，其中包括 4 名奖牌获得者。

血液兴奋剂被发现的案例为数不多，主要发生在田径运动员和自行车运动员中。但在 1985 年之前，这种方法并没有引发太大的抗议声，这可能是因为当时的科学界还不确定它对提高运动能力是否有效。血液的抽取、冷冻和重新输入，可以帮助增加红细胞，从而有利于体能恢复和提高运动成绩。血液兴奋剂还有另一种做法，那就是输入别人的血液。国际奥委会对这种做法也没有给予太多关注，也没有针对它的检测。1982 年，德·梅罗德说："我们（国际奥委会医学委员会）的立场是，输血这种做法不应该存在。我们无法阻止它，但我们可以指出，那样做是危险的 [18]。"不过，国际奥委会在后来还是禁止了输血这种做法，尽管当时对这种做法还不具备检测手段，而且在未来的 15 年内也都不会具备。体育历史学家约翰·格里夫斯（John Gleaves）认为，1985 年美国自行车运动员血液兴奋剂案例的影响，远远超出了它所涉及的那些运动员，甚至也超出了国际奥委会做出的禁止输血做法的决定本身。它激发起人们新的更大决心，并对兴奋剂的使用者加以识别和处罚，正如格里夫斯介绍的那样。

此前，因担心反兴奋剂的争议会引发强烈抵制，国际奥委会医学委员会的行事一直都比较谨慎，但在 1984 年奥运会之后，他们的心态开始变得强大起来。"先禁止，后检测"的做法和这种含糊不清、大包大揽的说法表明，国际奥委会医学委员会现在已经下决心彻底根除体育运动中的一切兴奋剂。奥林匹克体育运动的竞争越来越激烈，效率也越来越高，国际奥委会医学委员会对这种趋势的解读是，运动员们将甘愿为此挑战所有的极限，尝试所有的手段，以追求"更高、更快、更强"的奥运目标。有了这种进取心态，国际奥委会医学委员会很快就将大刀阔斧地开展行动了。1988 年，在韩国汉城（现称首尔）举行的奥运会上，国际奥委会就剥夺了加拿大运动员本·约翰逊（Ben Johnson）的百米赛跑金牌。这种在奥运会比赛期间就剥夺一个著名运动员奖牌的做法，可谓史无前例，这一举动标志着反兴奋剂工作的新举措。这是继 1984 年奥运会上美国自行车队因使用了输血方法而被处罚之后的又一新举措。这一新举措也部分体现了 1984 年洛杉矶奥运会的反兴奋剂做法的永久遗产，自从《滚石》杂志对美国自行车队使用输血做法的行为进行抨击之后，三十年来，这种永久遗产的影响一直存在 [19]。

本·约翰逊：改变公众认知的奥运丑闻

本·约翰逊这个名字，简直是兴奋剂使用历史的同义词。在当年，他可谓史无前例的世界体育界最大丑闻的焦点人物。事实上，在兰斯·阿姆斯特朗（Lance Armstrong）使用兴奋剂的证据于 2012 年被公开之前，以及持续多年的俄罗斯兴奋剂使用计划在 2016 年奥运会前几个月被曝光之前，约翰逊的丑闻一直都是奥运会历史上最大的丑闻。约翰逊的案例是多部纪录片和多本畅销书的取材源泉，他的故事广为人知。约翰逊是在牙买加出生的加拿大籍短跑运动员，在教练查理·弗朗西斯（Charlie Francis）的指导下训练，弗朗西斯在 1981 年让他接触了类固醇。在 1988 年奥运会之前的几年里，他是美国短跑选手卡尔·刘易斯（Carl Lewis）的主要对手。本届奥运会将是这二人一决高下的戏剧高潮。男子 100 米决赛可谓万众瞩目，在很大程度上就是因为有他们的对决。约翰逊是一个很受欢迎的人物，深受运动员和众多体育爱好者的喜爱。

正如我们前面所讨论过的，类固醇已经成为体育运动的一部分，当时这种现象已经存在大约 20 年了。在进入田径运动之前，类固醇最先出现在力量型运动中。弗朗西斯从 20 世纪 70 年代初就知道在体育运动中使用类固醇，并在杰米·阿斯塔潘（Jamie Astaphan）和按摩治疗师瓦尔德马尔·马图谢夫斯基（Waldemar Matuszewski）的协助下，对如何高效地使用类固醇有了透彻的理解。类固醇在加拿大很容易获得，其中铅球运动员毕晓普·多莱吉维茨（Bishop Dolegiewicz）等就是一个常规的供应商。后来人们才知道，约翰逊从 1988 年 2 月直到 1988 年 9 月被检出阳性的那一天，一直都没有接受过药物检测。1986—1988 年，他一共通过了 19 次检测，但从未参加过比赛之外的检测 [20]。在这届奥运会之前的几年里，加拿大的运动员和体育官员一直在怀疑，弗朗西斯身边小圈子里的短跑运动员都在使用类固醇。无论男女，运动员一旦加入他的小圈子之后，在运动成绩和身体能力方面都会有明显改变。有些运动员拒绝加入他的团队，因为他们不想使用药物。然而，尽管存在这些猜测及举报人提供的证据，也并没有导致对弗朗西斯身边运动员的任何调查或额外的检测。弗朗西斯后来承认，他认为类固醇对于最高水平的体育比赛，是必不可少的。

约翰逊药物阳性的事实，并非加拿大一个国家的小规模药物滥用的结果，这是多个国家及多个国际体育组织在面对这一问题上的系统性失败的结果。当时的实际情况就是如此，比赛之外没有检测，比赛期间的检测也很少，被抓住之后的惩罚措施也不足以吓退运动员使用药物。正如弗朗西斯所说，一旦人们找到了更普遍的用药模式，一旦逃避药物检测的办法都尽人皆知，那么一个合乎逻辑的反应就是应该加入潮流，使用药物来提高运动成绩。

约翰逊的药物阳性事件还有一点耐人寻味，那就是这种事为什么会发生。约翰逊和他的教练弗朗西斯的最初反应，就是否认服用了任何类固醇。约翰逊声称，赛后曾有个陌生人进入过更衣室，可能有人在他的饮料里下了药。但国际奥委会的科学家们表示，在约翰逊的尿液样本中，发现了违禁药物司坦唑醇（Stanozolol，康力龙）的含量非常高，表明这只能是长期服药的结果，所以他们不接受约翰逊的这种解释。后来，弗朗西斯承认，约翰逊确实使用了一些类固醇药物，但并没有使用司坦唑醇。这有可能是约翰逊无视弗朗西斯的建议，在不了解该药的洗脱速率的情况下，擅自使用了这种药物。然而，考虑到他平日里受到的严密监管，以及他平时使用的是一系列复杂药物的配方组合，这种说法似乎也不太成立。还有另一种可能，那就是在他尿液样品的收集过程或分析检测过程中，出现了差错。加拿大的调查人员又复核了这些数据，结果发现并没有差错。在 1988 年奥运会前一个月，约翰逊和他的队友们服用了最后一次的短效药物。据参与者说，这些药物中没有司坦唑醇。他们还服用了利尿药，目的就是用来掩蔽类固醇[21]。随后对所有参与者都进行了调查，最终结论是，杰米·阿斯塔潘在运动员们不知情的情况下，给他们服用了司坦唑醇。

> 尽管他声称没有这样做，但我很确信的是，阿斯塔藩医生在 1985 年把所谓的"爱草脑"（Estragol，甲基胡椒酚）介绍给他的运动员们时，他实际上使用的就是司坦唑醇。更让人不安的是，他所使用的司坦唑醇还是从斯特林医药公司（Sterling Drug Ltd）购买的注射剂型（Winstrol-V）。还有一点令我确信的是，阿斯塔潘医生从未告诉过运动员们，他提供给他们的药物实际上是一种兽药[22]。

从这里可以看出，错就错在医生在奥运会前给运动员服用了那些短效药物，而没有告知运动员其中包括司坦唑醇，尽管人们认为弗朗西斯对有人在使用这种药物早就知情。同为短跑运动员的安杰拉·泰勒-伊萨延科，与队友德赛·威廉姆斯也一起讨论了约翰逊的药检阳性："威廉姆斯跟我说，他不相信这是蓄意陷害。他说他在全国赛上提前

28 天用药，结果药检就通过了，在本届赛事上也只提前了28 天，结果也没事。他觉得是约翰逊和他的教练提前用药时间不够长。"总之，他们的观点就是，约翰逊错就错在用药时机掌握得不对，也许可能就晚了那么一两天；又或者在不具备一个靠谱的、可以事先自我检测过程的情况下，把用药时间的提前量缩短为仅一个月，这可能就属于太过自信了。

尽管可能由于各种失误导致了约翰逊的药检呈阳性，但国际奥委会还是趁此良机，就使用兴奋剂的问题大张旗鼓地发表了公开声明。国际奥委会已经成为这一领域的领导者，他们定期召集有经验的科学顾问一起开会，并且已经有了一个定义明确的违禁物质清单。围绕 1984 年奥运会的这些指控，无疑大大鼓舞了这些带头人，而且他们的工作也得到了国际奥委会执行委员会的支持。在此之前，大型体育赛事中类固醇检测出现阳性的情况非常少见，更不用说在一届如此引人注目的奥运会上，而且又是在一个举世瞩目的比赛项目中了。对于那些科学家、体育官员和反兴奋剂活动人士，以及那些想保护运动员身体健康的人们来说，这是一个推进他们事业的黄金机会，因为在他们的眼中，奥运会应该有着更高的道德要求，而使用兴奋剂将有损于这一目标。奥运会将开始引入赛外检测的措施，并建设更多的实验室。国际奥委会抵制兴奋剂的名声日隆，一个药物检测的帝国已隐约可见。

当然，在 1988 年奥运会上，也到处都是服用兴奋剂的运动员。苏联以 55 枚金牌、31 枚银牌和 46 枚铜牌，位居榜首；民主德国以 37 枚金牌、35 枚银牌和 30 枚铜牌，位居第二，这将是民主德国最后一次参加奥运会；美国以 36 金、31 银、27 铜，位列第三。关于本届奥运会上到底有多少运动员使用了类固醇，各方的估计基本相同，但也都是一个大致的猜测。很有可能，几乎所有的民主德国运动员都使用了兴奋剂，但他们只使用一种药物，即口服"特力补"（Turinabol），而对生长激素等这些他们了解不多的药物，就没有使用。北美和欧洲的运动员，他们获得和使用的药物种类则要多得多。美国田径教练帕特·康诺利（Pat Connolly）在 1989 年曾说，在 1984 年的奥运会上，在 50 名美国田径运动员中，至少有 15 人使用了类固醇；据她估计，1988 年的奥运会上，大约有 40% 的美国女田径运动员使用过类固醇[23]。

兴奋剂的使用，可以形容为既无处不在，却又无影无踪：证据只在流言和传说之中，运动成绩确实提高了，运动员的外貌体型也都改变了，所有这些都表明，类固醇已是许多运动项目不可或缺的一部分，但来自阳性检测的确凿证据却非常罕见。这一巨大落差，引发了人们的各种猜测，媒体的各种报道也都在泛泛而谈，既无法证实也无法证伪。而各国政府和公共卫生官员日益担忧的是，精英运动员作为榜样，他们影响着年轻运动员和业余运动员，而这两类运动员使用兴奋剂，也无法做到通过规则、检测和禁赛来加以控制，而且这两类运动员的健康风险要远远高于那些精英运动员，因为精英运动员在使用兴奋剂的时候都有专家可以咨询。面对这个错综复杂的不确定性局面，相关的调查人员和政策分析人员，都决心要更深入地了解这个问题。

约翰逊丑闻的余波

1988 年，约翰逊爆出兴奋剂丑闻之后，加拿大政府对本国的使用兴奋剂问题展开了全面调查，史称"杜宾调查"（Dubin inquiry）。在听证会上，有 46 名运动员承认使用了类固醇。调查负责人、最后报告的执笔者查尔斯·杜宾（Charles Dubin），在他的报告中没有忘记当时更广泛的大背景。

> 在听取了证据并与来自加拿大、美国、英国、澳大利亚、新西兰和其他地方的知识人士会面后，我确信，这个问题不仅在加拿大，而且在世界各地都很普遍。有证据表明，运动员几乎在每一项运动中都在使用提高成绩的违禁物质，特别是合成代谢类固醇，在举重和田径运动中使用得最为广泛 [24]。

使用类固醇的证据，也开始从其他国家浮现出来。1989

年 4 月，当时的美国参议员乔·拜登（Joe Biden）主持了美国参议院司法委员会关于类固醇滥用的听证会。类固醇对健康的危害，开始进入公众视野。运动员黛安·威廉姆斯（Diane Williams）哭着告诉听证委员会，她说自己在服用类固醇期间，长出胡子，月经停止，甚至"阴蒂长到了令人尴尬的尺寸……我非常担心，我是否还能够生育一个正常的孩子……我一直在经历强烈的瘙痒、口腔疼痛、性欲亢奋、抑郁、阴道出血，而最难忍受的就是下腹疼痛[25]。"美国国会于 1990 年通过了《合成代谢类固醇控制法》（Anabolic Steroids Control Act），将这种药物归类为管制药品，从而将其非法贩卖定性为犯罪行为。在此期间，丹·杜尚已经坐监后又被保释，他原本刑期 5 年，后来服刑 10 个月就被保释。结果到了 1991 年，在保释期间，他又因售卖用于增肌的 γ- 羟基丁酸（GHB，俗称"神仙水"）而被抓。不过，这一次他的买家是美国食品药品管理局（FDA）的便衣特工，杜尚再次被判有罪，被判处 36 个月监禁[26]。

1988 年，澳大利亚政府成立了一个参议院常设委员会，调查类固醇的使用情况，工作由参议员约翰·布莱克（John Black）负责领导。该委员会收到消息说，在参加国际比赛的澳大利亚运动员中约有 70% 都在使用类固醇；在参加 1988 年奥运会比赛的澳大利亚田径队中约有 25% 的运动员也使用了类固醇[27]。当时，在澳大利亚的类固醇黑市交易，金额估计每年在 1500 万美元到 1.5 亿美元之间。

体育界此时已经开始下定决心，要建立药物检测的一套流程。具有讽刺意味的是，1988年7月，就在当年的首尔奥运会开幕前不久，第一届世界体育反兴奋剂大会刚刚在加拿大召开。这次大会，聚集了多位国际上的有关专业人士，共商可能的解决办法。有来自27个国家（其中包括苏联、民主德国、中国和韩国）的85名代表，他们共同起草了一份长达20页的《国际反兴奋剂宪章》（*International Anti-Doping Charter*），准备在当年9月份开幕的首尔夏季奥运会上提交给国际奥委会批准[28]。

本·约翰逊的兴奋剂丑闻，提高了加拿大及世界各国对这一问题的认识。约翰逊回国后，他在机场遭到了媒体的争相采访报道和随后的广泛的批评，他甚至被加拿大体育部长让·沙雷（Jean Charest）称为"国家的尴尬"。与此同时，埃德温·摩西（Edwin Moses）也说，"这将改变奥运会的历史……这将改变很多人的生活[29]。"如果他这话的意思是引入严格的药物检测，那么他就说对了，尽管一个健全的药物检测体系的建立，还需要再等上几年。约翰逊面临终身禁赛的处罚，他要求对此进行一个正式的调查，把他的阳性检测结果放在全世界都未能防止服用兴奋剂的大背景之下来进行评估。这就是后来的所谓"杜宾调查"，其正式名称为"皇家委员会调查旨在提高运动成绩的药物使用和禁用行为"，调查报告于1990年6月26日发表。其实在此之前，调查报告中的各种证词就早已公之于众了，查理·弗朗西斯、约翰逊及其他人的坦白，早在 1989 年初就被报道过了。

欧洲委员会（Council of Europe）对此再次做出回应，这一次，它通过了正式的《反兴奋剂公约》（*Anti-Doping Convention*），其实早在 1963 年召开的欧洲委员会会议上，就对反兴奋剂早期政策的制定产生了影响。虽然这份公约并没有明确要求任何具体的实施政策，但它的诞生表明，对兴奋剂采取全球化应对措施的要求，正变得越来越强烈。1989 年 11 月 16 日，这份公约由 48 个国家的政府共同签署，其中包括一些欧洲以外的国家，如澳大利亚、加拿大、白俄罗斯和突尼斯。这是一份详细的文件，其总体目标是保护运动员的健康，保障体育运动的公平竞争，并鼓励各签约国担负起相应的责任。这份《反兴奋剂公约》的要点可以概括为："进一步加强合作并采取有力行动，以本公约文件所指出的道德价值和实际措施为基础，旨在减少并最终消除在体育运动中的兴奋剂使用 [30]。"简而言之，它鼓励签约国采取一致行动，其中包括教育、限制供应、检测和与经认证的实验室合作。从某种程度上说，这标志着反兴奋剂工作官僚制化的正式开始。该公约内容共分为 19 款，其语言表述非常正式严肃，几乎类似于法律语言，这使得反兴奋剂工作变成了一个规范化的政策程序，与之配套的还有各种规则、建议、角色与责任及各种作业流程。由于兴奋剂问题的核心在于运动员，在于运动员们的各种动机、各种不同经历和各种价值观，是这些因素诠释和决定着使用兴奋剂和反对使用兴奋剂的局面，因此，如果忘记了这一点，反兴奋剂的做法就总有一种危险，就会走上一条忽视人性的道路。

整个体育界在完全协调一致的做法上，还有一段路程要走，在解决禁赛标准化的问题上，也几乎没有什么进展，这就意味着各国政府只能与各自国家的体育组织合作，来开展反兴奋剂的工作。然而，随着1988年奥运会之前在加拿大举行的那次国际会议，我们看到了一种全球化的趋势，而且这种趋势已经开始超出国际奥委会和奥运会的范围，这种全球化的趋势还试图制定出一套通用的管理框架，用于全世界的所有国家和一切体育活动，这也是人们第一次看到明确呼吁应该采取赛外测试的措施。

> 各签约国应鼓励其体育组织……采取有效规模的兴奋剂控制措施，不仅在赛事过程中要检测，而且也要在赛事外进行检测，在任何适宜的时机进行检测并且不得事先通知运动员；检测要尽可能地以随机方式进行，以确保检测对所有被选中的运动员保持公平，包括首次检测和二次检测[31]。

这点也与查尔斯·杜宾在1990年发表的报告中提出的建议相似。

兴奋剂的控制措施，重点应该放在不经事先通知的赛外检测上。由于在像加拿大这样的大国进行不经通知的检测存在困难，建议加拿大运动医学委员会结合使用多种办法，包括不事先通知、短期通知和有针对性的检测。赛外检测还应侧重于那些使用兴奋剂的风险较高的运动项目上[32]。

因此我们看到，到了 1990 年，那些利益相关的体育组织、各国政府和调查机构，都开始建议采取比以前更严格的办法来控制兴奋剂的供应。这包括增加检测的范围和频率，并制定一项全球一致的战略。结果，又过去了十年，一个全球统一的组织才得以建立，并推进以上的那些设想。在 20 世纪 90 年代剩余的时间里，反兴奋剂的规则仍然模模糊糊、缺乏实质内容、前后矛盾且不成体系。事实上，现在回顾起来，之所以会出现这种情况，原因就在于人们对反兴奋剂都有一种惰性，正如人们对体育兴奋剂丑闻的关注也不会长时间维持热度一样，在没有这些丑闻刺激的时期，人们就同样难以保持对反兴奋剂工作的持续热情。对兴奋剂丑闻的震惊和恐慌，导致的都是一些短期行为而非长期措施。各种政策和对策的出台，也只是为了呼应热点时期媒体的报道和公众的关注。

另一堵"柏林墙"的倒塌

然而，接下来的一个全球大事件，又引发了连锁反应，这些事件将极大地影响人们对使用兴奋剂的看法和加强反兴奋剂控制的需求：1989 年 11 月，柏林墙倒塌，导致民主德国解体，也让该国的体育兴奋剂计划得以逐渐披露。关于这项计划的新闻报道，最早出现在这场政治变革前几个月的媒体上。1989 年 6 月和 7 月，联邦德国报纸《星期日图片报》，根据对两名逃离民主德国的人的采访结果，刊登了一个系列报道，共分 8 个部分。这两个民主德国人并不普通，一个是汉斯 - 格奥尔格·奥森巴赫（Hans-Georg Aschenbach），另一个是汉斯 - 于尔根·诺琴斯基（Hans-Juergen Noczenski）。奥森巴赫曾四次获得跳台滑雪世界冠军，并在 1976 年冬季奥运会上获得金牌，后来在某精英体育学院当了一名医生，诺琴斯基曾是民主德国柔道联合会的主席。

对这二人的采访，给我们描述了一个庞大、森严的民主德国体育制度。这篇报道的标题是"奥运冠军泄露最大体育丑闻：所有民主德国的体育明星都使用兴奋剂，也包括卡特琳娜·维特"。《洛杉矶时报》对这篇报道中的各种指控做了以下总结。

所有民主德国运动员，最早从 13 岁就开始，在包括花样滑冰、体操和游泳在内的体育运动项目中，被强制服用提高成绩的药物，如合成代谢类固醇……奥森巴赫说，这些年轻运动员最初被告知，这些药物是维生素。他说，那些在最终得知真相后犹豫不决的人，将不再被允许参加国际比赛，会失去体育俱乐部的会员资格，在私人生活中也会受到骚扰……这些运动员会受到州警察的密切监视，警察监视他们的电话和邮件，并保存档案 [33]。

继这些初步报道之后，更多的证据开始浮出水面。克里斯蒂安·奈克（Christiane Knacke）是一位 100 米蝶泳高手，她逃到了奥地利。她在 1977 年的欧洲锦标赛上获得银牌，在 1980 年的奥运会上获得铜牌。她打破了世界纪录，成为第一位在不到 1 分钟里游完 100 米的女性。她告诉一家报纸，她是被强迫服用类固醇的，她的女儿后来健康出了问题，她说这也都应归咎于这些药物。

1991 年，民主德国兴奋剂计划的有关文件进入公众视野，这个国家使用兴奋剂的普遍程度，也被揭露在世人面前。领导这项调查工作的人就包括布里吉特·贝伦多克（Brigitte Berendonk），她在 1991 年出版了一本德语书，书中重现了在民主德国的多所体育训练机构所发现的兴奋剂使用记录，书名为《兴奋剂档案》。1958 年，十几岁的贝伦多克随着父母一起逃离民主德国，她参加过 1968 年、1972 年两届奥运会铅球比赛。她与她的丈夫、科学家维尔纳·弗兰克（Werner

Franke）合作进行这项调查工作，随后也与其他研究人员合作过。1990 年，弗兰克受德国新政府委托，正式开始调查民主德国的兴奋剂使用计划。

随着这一消息开始在国际上传开，弗兰克对民主德国发生的事情作了令人震惊的描述。例如，他在 1991 年告诉《华盛顿邮报》："（民主德国）控制了孩子们的身体，就像他们是私人财产一样。他接着指出，年轻的运动员并没有被告知他们拿到的是什么东西。他们只是被告知，你去吃蓝药片，他去吃黄药片，诸如此类。"他们还被告知不要告诉家人。有些运动员年仅 13 岁，教练和医生都无视这些药物的各种问题及不良反应 [34]。

20 世纪 90 年代中期，运动员们（尤其是女运动员）因服用兴奋剂而遭受痛苦的故事仍在继续。在德国重新统一后的审判中，兴奋剂计划的领导人也受到了起诉，有 200 多名运动员提供了证词，对他们进行指控。这些证词和证据，成功地把人们对反兴奋剂的关注点转移到了运动员的健康上面，而不是运动员的作弊。随后进行的深入调查，针对的也是运动员所遭受的虐待，而不是故意服用兴奋剂的运动员。查尔斯·杜宾的调查，证实了约翰逊和其他运动员知情并参与了类固醇的使用，而对民主德国兴奋剂计划调查的重点则是运动员们自己都不知情。

这一丑闻也成了西方对这民主德国进行讨伐的口实。讨伐使用兴奋剂，也与他们所谓的"开放"潮流相吻合，也预示着这个使用兴奋剂的"帝国"必须做出改变了。调查和审判工作进展得非常缓慢，一直拖到2000年才告结束，不过，在整个20世纪90年代，有关这些故事的传闻就一直不断地在公众间流传着。个例运动员的生理问题和心理问题，支持了在整体上对使用兴奋剂的批判。从那个时候开始，民主德国就经常被树立为一个反面典型，它告诉人们，如果对使用兴奋剂不加以禁止，那么将会产生什么样的严重后果。

民主德国的兴奋剂使用体系，当然不同于西方的个性化的兴奋剂文化，民主德国的兴奋剂使用计划是由政府方面组织实施的。民主德国对兴奋剂物质的正式研究，是从20世纪60年代开始进行的，目的就是确定用药剂量。这些药物从国有制药公司获得，并通过该制度内的医生和教练分发。每个运动员都有一个量身定制的、与他们的平时训练和打算参加的比赛项目相关联的用药计划，而且，不良反应被认为是短期的。运动员们要么不会被告知他们服用了什么药物，要么就没有是否服用这些药物的选择。在参加国际比赛之前，运动员的血样会被事先检测，以确保没有阳性反应。任何"意外"的阳性反应，都将导致该名运动员被紧急撤出比赛日程，并进行内部调查。因此，在民主德国也就不会存在其他国家的那种情形，比如运动员都是自己试用药物、同时使用多种药物、药物的供应只能依赖那些不靠谱的供应商，以及随意自主的用药风险。没有证据表明，民主德国的高中体育、非精英体育及休闲健身的人士，也能够获得这些药物。

然而，与之前对广泛使用兴奋剂的调查有所不同，对民主德国体育体制的调查显示，运动员们的身体健康都遭受了普遍的不良反应影响。弗兰克（Franke）和贝伦多克（Berendonk）在1997年的一篇研究论文中，把这些问题总结如下。

> 肌肉僵硬、体重增加、肌肉痉挛、月经不调（包括闭经）、痤疮、性欲改变、性能力和生育能力的改变、水肿、腹泻和便秘、肝损伤、死亡、乳房肥大症、需要就医的严重肝损伤、多毛症、多囊卵巢综合征、嗓音低沉、欲望强烈（女性）、性欲丧失（男性）、发育迟缓（青少年）[35]。

这些问题的影响似乎也反映在一些西方国家的案例中。其中一个特殊的例子，联邦德国七项全能运动员比吉特·德雷塞尔（Birgit Dressel），她于1987年去世，年仅26岁。她服用过100多种药物，其中一些明显是违禁药，其中包括类固醇。她因中毒性休克住院三天后死亡[36]。包括维尔纳·弗兰克在内的许多专家，都将她的死因归结为过度使用类固醇。民主德国运动员告诉法庭和媒体，他们遭受了身体器官损害和心理创伤，而且她们还生出了身体有畸形的后代，当下似乎最首要的问题就是要防止虐待运动员的事件重演。不过，1992年和1996年的两届奥运会都风平浪静，没有再闹出兴奋剂丑闻，尽管有人曾指控国际奥委会掩盖了1996年奥运会的一些真相。我们将在下一章中看到，在英国和美国有几个复杂的法律案例，这将进一步说明，对运动员进行药物检测和禁赛处罚，需要一个能坚持下去的连贯性政策。

提升运动成绩的文化

从1984年奥运会至民主德国被揭露出使用兴奋剂的这几年，对那些认为体育运动是"纯洁干净的"人来说，意味着纯真年代的终结。因为后来的一些调查，也揭露出了前联邦德国有组织地使用兴奋剂的做法，20世纪的80年代末90年代初，体育运动也带来了新的商业机会，一些世界著名运动员的名字家喻户晓，他们分分钟就可能成为百万富翁。各种媒体对体育赛事的报道也越来越广泛，新闻机构为转播奥运会的比赛，纷纷慷慨解囊，向国际奥委会支付高昂费用购买转播权，而且国际奥委会的要价一届比一届都要高。同样，职业化的团体类体育项目也在全球迅猛发展，吸引了全球的体育观众。

然而，在大家都忙于开发各种控制使用兴奋剂的新方法时，却很少有人去反思运动员使用兴奋剂的原因。在整个 20 世纪 70 年代和 80 年代，冷战的东西双方都不希望限制自己运动员的能力去赢得奖牌。然而，在冷战结束之后，人们又普遍认为，奥林匹克运动员是职业的，他们可以使用能提高运动成绩的多种手段，而反兴奋剂工作则试图在公平和健康与不公平和不健康之间画出一道分界线。

本·约翰逊（Ben Johnson）的药物丑闻和民主德国强迫年轻女孩服用雄性激素类固醇的新闻震惊了体育界，这促使体育界开始支持加强反兴奋剂的控制措施。关于兴奋剂危害的教育和宣传活动，开始直言不讳并广泛开展。众多专家们也定期开会，尝试找到改进对运动员的监管和加大惩罚力度的办法。赛事组织者、国家体育官员和体育记者，也都开始支持反兴奋剂工作。然而，在精英运动和健美运动中，以及在较低水平的竞技体育中，兴奋剂的使用仍然存在。新的用药方法，如血液兴奋剂和使用无法检测到的药物，如促红细胞生成素（EPO），也正被广泛应用于多种体育运动之中。与此同时，有关的法律程序缺乏透明度，这将导致一系列漫长的上诉程序。这两种情况我们将在下一章中讨论。所有这些，都导致了道德上的恐慌反应，因为那些领导反兴奋剂工作的官员们采取的立场认为，这是一场"反对兴奋剂的战争"，这种立场可能会导致一些无辜的运动员也会受到严厉惩罚。这种做法的背后还有一个日益强大的官僚机构的支持，并导致了很多意想不到的后果。从 20 世纪 80 年代初开始，一个全球化、系统化和一贯化的政策趋势，开始逐步建立起来。这一趋势的最终结果，将在 21 世纪初正式浮现并成型，不过，还是因为 20 世纪 90 年代发生的那些事件，才使得一种极端严厉的、毫不妥协的、自上而下的反对兴奋剂的做法，成为不可避免的现实。

参考文献

[1] D. Wharton, 'Olympic La-La Land', *Los Angeles Times*, 4 August 2009.

[2] S. Assael, *Steroid Nation: Juiced Home Run Totals, Anti-Aging Miracles, and a Hercules in Every High School: The Secret History of America's True Drug Addiction* (New York, 2007), p. 26.

[3] T. M. Hunt, *Drug Games: The International Olympic Committee and the Politics of Doping, 1960–2008* (Austin, tx, 2011), pp. 75–6.

[4] Ibid., p. 76.

[5] I. Waddington, 'Doping in Sport: Some Issues for Medical Practitioners', Play the Game Conference, 12 November 2002.

[6] A. Shipley, 'Sprinter Issajenko Unrepentant About Using Drugs', *Washington Post*, 22 September 1999.

[7] B. Beacon, 'Four Members of Canada's National Weightlifting Team Have Been . . .', www.upi.com, 4 November 1983.

[8] 'From Gold and Silver to Drugs and Jail: David Jenkins Never Ran from Fate', The Scotsman, 9 July 2012; M. Macaskill, 'McMaster Calls for Doping Inquiry', *The Times*, 24 April 2016.

[9] *The Times*, 16 December 1987, cited in I. Waddington, 'Changing Patterns of Drug Use in British Sport from the 1960s', *Sport in History*, XXV/3 (2005), pp. 472–96; p. 478.

[10] T. Sanderson, *Tessa: My Life in Athletics* (London, 1986), p. 159.

[11] Cited in P. Coni, G. Kelland and D. Davies, *Amateur Athletics Association Drug Abuse Enquiry Report* (London, 1988), paragraph B25.

[12] Waddington, 'Changing Patterns of Drug Use in British Sport from the 1960s', p. 492.

［13］ G. A. Condit, Memorandum to Assembly Subcommittee on Sports and Entertainment of California Legislature, 4 December 1985, Todd-McLean Collection, University of Texas at Austin, p. 2.

［14］ C. Dubin, *Commission of Inquiry Into the Use of Banned Practices Intended to Increase Athletic Performance* (hereafter Dubin Report) (Ottawa, 1990), p. 365.

［15］ W. E. Buckley et al., 'Estimated Prevalence of Anabolic Steroid Use among Male High School Seniors', *Journal of the American Medical Association*, CCLX/23 (1988), pp. 3441–5.

［16］ T. Symonds, untitled study (attached to 'Assemblyman Introduces Steroid Legislation', News from Assemblyman Gary Condit, 4 December 1985), p. 5. Document from Todd-McLean Collection, University of Texas at Austin.

［17］ U.S. House of Representatives, Hearing Before the Subcommittee on Crime of the Committee on the Judiciary on H.R. 4658: Anabolic Steroids Control Act of 1990 (Washington, DC, 1990).

［18］ 'Drinking Too Much Coffee Could Disqualify Olympians', *Lakeland Ledger*, 8 February 1982.

［19］ J. Gleaves, 'Manufactured Dope: How the 1984 U.S. Olympic Cycling Team Rewrote the Rules on Drugs in Sports', *International Journal of the History of Sport*, XXXII/1 (2015), pp. 89–107; p. 102.

［20］ Dubin Report, p. 285.

［21］ Ibid., p. 298.

［22］ Ibid., p. 308.

［23］ Ibid., p. 340.

［24］ Ibid., p. 336.

［25］ A. Kuriloff, 'Steroids Put Bulge in Pockets', EsPN, 15 March 2005.

［26］ S. Harrah, 'Dan Duchaine Unchained', www.musclenet.com, accessed 6 September 2021.

［27］ Dubin Report, p. 345.

［28］ J. Cart, 'World Anti-Doping Conference Was a Challenge Itself', *Los Angeles Times*, 18 July 1988.

［29］ 'Johnson Home in Disgrace; Canada Bans Him for Life: Can't Run for Country or Get Funds', *Los Angeles Times*, 27 September 1988.

[30] Council of Europe, Anti-Doping Convention (Strasbourg), 16 November 1989.

[31] Ibid.

[32] Dubin Report, p. 541.

[33] R. Harvey, 'Defectors Expose E. German Doping: Two Former Sports Officials Describe Methodical Administration of Drugs', *Los Angeles Times*, 15 July 1989.

[34] M. Fisher, 'East German Doping Detailed in Documents: Steroids: Widespread Program Included Seven Olympic Gold Medalists. Drug Efficiency Tested on Children in Sports Camps', *Washington Post*, 7 September 1991.

[35] W. Franke and B. Berendonk, 'Hormonal Doping and Androgeniza- tion of Athletes: A Secret Program of the German Democratic Republic Government', *Clinical Chemistry*, XLIII/7 (1997), pp. 1262–79.

[36] J. Hoberman, Mortal Engines: *The Science of Performance and the Dehumanization of Sport* (New York, 1992), pp. 1–2.

第 6 章
直面丑闻

在 20 世纪 90 年代，使用兴奋剂的事件变得越来越广泛、越来越复杂，而反兴奋剂的政策体系却似乎越来越无力控制这一局面。

体育界之外的一些全球性变化，也使形势更加严峻。第一，那些东欧国家开放了边境。这对体育界来说是喜忧参半：其一这意味着反兴奋剂机构可以渗透到这些以前封闭的国家；其二这也意味着来自民主德国、苏联和其他东欧国家的教练，也可以自由地前往其他国家，他们掌握着专门的知识，懂得提高运动成绩的办法。以前是民主德国兴奋剂体制内成员的运动员，现在都有资格代表统一后的德国了。第二，随着自由贸易在政治上得到更多的重视，对于那些可以提高运动成绩的药品，官方和非官方供应商都抓住了这个新机会。在医疗监督下使用激素疗法的合法的抗衰老产业，在这十年里也得以迅猛发展。尽管这些合法的药物治疗手段迅速发展，但到了 1990 年，美国类固醇的黑市价值估计也增加到了 3 亿美元 [1]。第三，由于媒体和赞助商资金的涌入，在体育领域取得成功后的奖金回报也在水涨船高。冷战时期，推动奥运会比赛的竞争力主要在于各个国家之间，而现在取而代之的则是运动员追求个人事业的成功。南半球国家鼓励他们的运动员在为国家争得荣誉的同时，也追求相应的个人回报。体育的全球化和商业化，对兴奋剂的贸易产生了影响，也为那些希望能帮助运动员提高成绩的供应商提供了机会。然而，全球化给努力控制使用兴奋剂的各国政府及各国际体育组织，也同样带来了挑战。我们将看到，20 世纪 80 年代的那些体育药物丑闻，只不过是 90 年代更加动荡局面的一个前兆而已。

20 世纪 90 年代的动荡十年，始于最著名的球王迭戈·马拉多纳（Diego Maradona）因服用兴奋剂而两次被禁赛，第二次禁赛，实际上结束了他的职业生涯。民主德国解体后，民主德国与联邦德国重新统一，人们试图在统一之后的德国法庭上起诉民主德国的那些罪犯。对民主德国兴奋剂制度的"设计师"曼弗雷德·埃瓦尔德（Manfred Ewald）和曼弗雷德·霍普纳（Manfred Höppner）的审判，为那些退役的运动员们提供了一个舞台，让他们可以自己出庭作证，这些运动员在年纪轻轻时就被安排用药，给他们的健康造成了很大伤害。全球媒体都报道了这一事件，并对那些运动员做了深入采访。民主德国体育制度漠视人性、虐待身体，这让人们更加清晰地认识到，使用兴奋剂是罪恶的，是不可宽恕的，媒体同时也在关注和报道其他国家精英体育中的兴奋剂问题。鉴于在这十年里，体育兴奋剂文化已经明确地变成了一种系统化的行为，很显然，国际体育组织越来越需要找到更好的对策，来应对这一日益严峻的挑战。

不过，有些情形并非如此简单，局面要复杂得多。在过去的几十年里，虽然类固醇的使用在健身运动中已经成为常态，但随着健身文化的商业化和参与健身运动人群的多样化，这种使用类固醇的亚文化逐渐被边缘化了。虽然类固醇的使用依然很普遍，但自然健身或者说不使用药物的健身运动，在这十年里也发展普及起来。在体育运动领域，一些反兴奋剂的措施，往往也会错失其原本的目标。规则越严格，运动员被禁赛的案例就越多，因为检测实验室可能会发生错误、运动员吃的营养补充剂可能会受到杂质污染，甚至有些运动员也可能会误用了某种药物。由于司法管辖权不明确，许多此类案件在体育法庭和刑事法庭之间被来回踢皮球，反复审理。20世纪90年代这十年，以1998年的环法自行车赛的巨大药物丑闻而告终。这一丑闻再加上一些其他因素，变成了一剂催化剂，促使国际奥委会在1999年11月召开会议；在那次会议上，多国政府和多个体育组织同意成立"世界反兴奋剂机构"。

面对这些丑闻，人们产生了一种危机意识，并导致全球在20世纪90年代结束之际，都要求建立一个更加严格的兴奋剂监管体系。颇具讽刺意味的是，与此同时，还有另一种形式的反兴奋剂政策，正从有害的"反对兴奋剂的战争"模式开始转向更加务实的政策，例如，想把政策的重点放在如何减少兴奋剂对人体的危害，乃至在某些方面将其合法化。然而，从这个时候起，体育运动的发展就只能一路沿着"药物管制、违者惩罚"这一个方向前进了——坚定不移地传递"纯洁体育"的理念，严惩任何违规行为。无论是在其职业生涯期间还是在其退役之后，那些被查出有违规行为的运动员，都将背负一世污名。世界反兴奋剂机构的这种铁面无私的做法的基础，都是在 20 世纪 90 年代奠定的。当时对普遍存在的滥用兴奋剂风气的担忧，为这场辩论奠定了基调。而时不时爆出的有关兴奋剂危害运动员健康的事实，以及反兴奋剂政策环境中存在的一些问题也有待解决，这些都为这场辩论提供了话题基础。

体育运动和社会生活中的类固醇风险认知

公众对使用兴奋剂的看法，可谓起起伏伏，摇摆不定。一桩体育丑闻，就可能让兴奋剂变成新闻并成为热点事件。品质败坏、行为不良等这类耸人听闻的头条新闻，总能激发人们丰富的想象力，并成为新闻的好素材。然而，还有一个更不起眼的事实，那就是在 20 世纪 80 年代和 90 年代，提高运动成绩的药物在许多国家的平民百姓的日常生活中，渗透得越来越深。尽管这很少成为头条新闻，但对于这种新情况，公共卫生的研究人员则认为其也是一种需要解决的新问题。这一时期所做的一些调查研究，为我们揭示了在当时的普通民众中类固醇的使用程度及其影响范围。

最早的此类研究者是莱斯·特尼（Rise Terney）和拉里·麦肯莱恩（Larry McLain），他们在 1990 年对美国高中生使用类固醇的情况进行了调查 [2]。他们共收回了 2113 个问卷回复，其中 4.4% 承认使用了类固醇，男性（6.5%）和运动员（5.5%）的比例更高。他们的研究报告发表在《儿童疾病杂志》（*Journal of Diseases in Children*）上，他们将使用类固醇定性为有潜在的健康风险，应与其他儿科健康问题相提并论。这两位作者指出："这些数据表明，我们还有另一个严重的尚未被重视的问题，那就是青少年使用兴奋剂的问题 [3]。"同年，在美国，非法贩卖类固醇被定性为犯罪。此外，卫生政策研究员查尔斯·耶萨利斯（Charles Yesalis）和他的同事，利用 1991 年"全国家庭药物滥用情况普查"的机会，为我们描述了美国类固醇使用的局面。他们的报告称，有超过 100 万人在当时或之前使用过类固醇，大约有 30 万人在之前一年使用过类固醇。这篇报告将类固醇的使用与其他社会危害联系起来。报告的作者们说，使用类固醇，与使用其他非法药物、烟草、酒精、攻击性行为和危害财产罪等，都有关联 [4]。该项研究报告发表在著名的极具影响力的《美国医学会杂志》（*JAMA*）上。

来自英国的三份调查报告，显示了人们对使用类固醇的知识和理解是如何发展和形成的。1992 年，在威尔士地区进行的一项针对私人健身房会员的研究发现，在 300 人的调查样本中，有 39% 的人使用过类固醇。其中最常见的药物是"大力补"（甲基雄烯酮）、"代卡 - 多乐宝灵"（癸酸诺龙）、睾酮和司坦唑醇。尽管作者在数据收集过程中缺乏关于健康问题的具体研究，但他们讨论了潜在的风险，文章的标题也暗示了更令人不安的结果："死也要增肌：一项关于类固醇使用的调查 [5]"。在 1993 年的一项调查中，威廉姆森关注的是一所延续教育学院。他发现，在这所 687 名学生的技术学院中，有 2.8% 的学生回答说，在当时或之前使用过类固醇，而且他也再次发现，男学生中使用类固醇的比例更高（4.4%）[6]。尽管参与调查的学生人数不算太多，但作者还是强调，其研究结论具有普遍意义。

> 目前或以前使用合成代谢类固醇的总比率为 2.8%（男性 4.4%，女性 1.0%）。在这些人中，有 56% 的人在 15 岁或更年轻的时候，第一次使用合成代谢类固醇。使用合成代谢类固醇的人，更有可能是 17 岁以下的男性，并且参加健身、举重或橄榄球运动。这项调查的结果如果在其他年轻人群体中也得到证实，那将表明合成代谢类固醇的使用可能在英国也很普遍 [7]。

到 20 世纪 90 年代中期，英国的类固醇使用已成为政府关注的一个问题。英格兰、苏格兰和威尔士的卫生当局委托进行了一项全国性调查。在对 1667 名受访者的抽样调查中，作者报告称，有 9.1% 的男性和 2.3% 的女性在过去曾使用过类固醇，有 6% 的男性和 1.4% 的女性目前正在使用类固醇。虽然不良反应只在一小部分受访者中有报告，但这些不良反应影响广泛，症状繁多：睾丸萎缩、肾脏和肝脏功能紊乱、男性乳房发育、血压升高、液体潴留、肌腱损伤、流鼻血、频繁感冒、睡眠问题和女性月经不调、阴蒂增大和乳房缩小。因此，我们看到类固醇的使用与一系列健康问题交织在一起，即使问题的严重程度相对来说还不十分明确。为了进一步探讨这些不良反应，该调查报告的作者采访了 97 名用药者，发现这些不良反应只有少数的用药者经历过。尽管如此，这项调查有助于政府的决策基调和医学研究的方向：类固醇不是好东西，类固醇的使用需要加以控制。

　　类固醇的使用从精英体育扩散到了青少年体育，继而又扩散到了体育圈外，民众对这种新风险的认知也助长了社会公众对类固醇的广泛焦虑。20 世纪 40 年代和 50 年代，激素疗法曾流行一时，当年这些先驱们的乐观愿景，现在已经让位于对药物滥用文化、健康不良反应和女性过度男性化的恐惧了（尽管女性使用这种药物的比例要低得多）。通过问卷调查和各种传闻所掌握的情况，都是零碎的和不完整的，因为这类调查也都是基于局部地区的调查，缺乏更多的临床试验。由于缺乏明确的证据基础，所以想要把类固醇的使用风险与其他风险区分开来，几乎是不可能的事情。其他风险包括过度的负重训练、饮食方面的问题、其他药物的影响、类固醇的过度使用、多种类固醇的联合使用和不良的卫生习惯（共用针头、交叉污染、未消毒的环境）。有人曾建议，还可以采取另外一种策略，即将类固醇的危害降到最低程度，换句话说，就是先接受人们使用类固醇的现实，同时向类固醇的使用者提供相应的协助[8]。不过，这些建议和策略如今都被来自民主德国的新闻事件打乱了。因为女性在很小的时候就服用类固醇而引发恐怖后果的事件层出不穷，这让人们对类固醇的反感情绪火上浇油，并重新激发了人们的期望，即在体育运动中禁止使用类固醇。

极具挑战性的案例

1992 年的奥运会终于结束，本届赛事没有发现重大的兴奋剂丑闻，这无疑让国际奥委会自 1988 年本·约翰逊的兴奋剂丑闻之后，大大松了口气。不过，这时候又有一系列新的药品进入了市场，运动员都也在使用这些药物。其中的一个药物新品种，就是克伦特罗（双氯醇胺，俗名"瘦肉精"）。运动员在 20 世纪 80 年代末开始使用它，因为它不在禁止之列。然而，1992 年奥运会期间出现的几起使用克伦特罗（瘦肉精）的案例，凸显了提高运动成绩的手段不断"创新"，国际奥委会在与之"斗法"之时也不断面临新挑战。

事实上，对克伦特罗（瘦肉精）这一药物的规则并不明确，因为在被归为合成代谢类固醇一类的药物之前，它最初被认为只是一种普通兴奋剂而已。在 1992 年奥运会开幕前的几个月，国际奥委会也确实宣布了对克伦特罗的禁令。然而，在此之前，它的地位一直不明确。

> 作为一种具有合成代谢特性的兴奋剂，克伦特罗在体育当局眼里的地位是不明确的。这种药物并没有被明确列入国际业余田径联合会的禁用物质清单，它只是默认地被归入了笼统的"其他相关"非法物质之中 [9]。

被发现使用过这种药物的运动员中，就有铅球运动员邦妮·达斯（Bonnie Dasse）。她承认，在比赛开始的前三天，她在朋友的建议下服用了这种药物。这表明，他们对国际奥委会关于违禁物质的政策、违禁物质的使用及体育界的药检系统都缺乏了解。达斯被取消了比赛资格，她的职业生涯也就此终结。在链球项目中获得第四名后，美国运动员贾德·洛根（Judd Logan）的药检也呈阳性。他声称，自己把克伦特罗作为类固醇的安全替代品，已经使用了 5 个月。但他表示，在国际奥委会宣布对此药的禁令后，他在奥运会的前 4 个月就停止服用。另外，他因为患有哮喘也正在服药，这令事情更加扑朔迷离。最终，国际奥委会还是决定取消洛根的参赛资格，让他回家了。国际奥委会无权对他进一步处罚，因为这项权力属于他所在的具体的体育组织。然而，没有证据表明他受到了其他任何处罚[10]。英国代表团也将两名举重运动员遣送回国，原因是他们被发现在奥运会开始前服用了克伦特罗（瘦肉精）。由于英国奥林匹克协会的委员们并不清楚这些运动员是何时使用药物的，也不清楚相应的规则，从而也就说不清楚把运动员遣送回国的做法是否合理，因此引发了一些激烈的争论。随后，英国举重协会出面澄清，这几个运动员没有任何违规行为，因而也就没有对他们加以任何处罚。其中一人后来还在 2008 年北京奥运会上担任了一名运动员的教练[11]。国际奥委会缺乏连贯一致的药检规则，这一点在凯特琳·克拉贝（Katrin Krabbe）的案例中，得以进一步的凸显，对她来说，克伦特罗的检测阳性具有更大意义。1992 年奥运会开幕前，这位德国选手的尿检呈阳性，因此就没有参加比赛。随后，她被德国田径协会禁赛一年，被国际田联禁赛两年。在这些处罚之后，她没有再参加任何国际赛事。在经历了漫长的法律诉讼后，她在 2002 年从国际田联获得了 37.885 万英镑的经济补偿，外加 1994 年以来 4% 的利息[12]。

1992 年奥运会的两年之后，因为在反兴奋剂检测中被发现麻黄素呈阳性，阿根廷足球运动员迭戈·马拉多纳（Diego Maradona）的国际职业生涯就此结束。马拉多纳被公认为世界足球史上最优秀的运动员之一。马拉多纳此前曾因在效力那不勒斯足球队期间，吸食可卡因被禁赛15个月。可卡因检测呈阳性并被禁赛，仍然是一个有争议的问题，因为可卡因通常不是用来提高运动成绩的药物。许多运动员都会把它当作消遣娱乐之用，不同运动项目对可卡因的检测要求也各不相同。从20世纪70年代到90年代，一些运动项目都没有任何禁止使用可卡因的规定，因此，他们也不会检测运动员是否服用可卡因。正如我们在下一章将讨论的那样，世界反兴奋剂机构（WADA）后来试图采用一种更加连贯一致的方法，但这仍将导致很多运动员受到处罚，从简单警告到4年全面禁赛，即使初犯也照罚不误。马拉多纳的可卡因检测阳性及其他一些问题，包括纳税问题，意味着他在1992年离开了那不勒斯。他从1984年开始就在这里踢球，在此期间，他赢得了两项意大利联赛冠军，以及多种比赛的冠军，并在1986年和1990年的足球世界杯上，奠定了自己在国际足坛的巨星地位。1986年的足球世界杯赛，马拉多纳作为队长，靠"上帝之手"进球和对阵英格兰时不可思议的第二粒进球，带领阿根廷队赢得了本届世界杯赛的冠军。1990年的世界杯赛，他再次担任阿根廷队的队长，但在决赛中以0∶1负于联邦德国。

1994年的世界杯赛上，阿根廷对阵希腊，马拉多纳攻进一球。他兴高采烈地跑到一个电视摄像机前庆祝，可以看到，他怒睁两眼，面部因狂喜而扭曲变形。在赛后的兴奋剂检查中，国际足联将他遣送回国。麻黄素作为一种兴奋剂，虽然也属于被禁物质，但它也被用于一些感冒药甚至营养食品当中。马拉多纳后来声称，是他的教练给他推荐的一种叫作"Rip Fuel"的营养品。他说，这种营养品在美国生产的版本中含有麻黄碱，而在阿根廷生产的版本中就不含，这就有可能导致人们会在无意中摄入这种物质。他还表示，国际足联已经允许他使用这种营养品来帮助他减肥。尽管上述两起案件都源于球员自己和他们教练的警惕性不够高，但这两起有争议的反兴奋剂案件还是给马拉多纳的职业生涯投下了悲剧性的阴影。这些丑闻最终迫使他退役，先是从欧洲的足球俱乐部退役，然后又从阿根廷国家队退役。

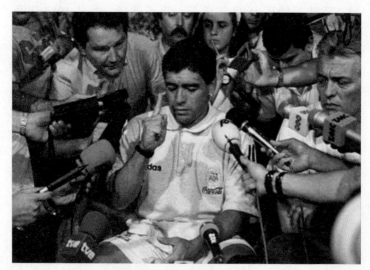

迭戈·马拉多纳，在 1994 年世界杯赛期间药检阳性

巨星陨落。苏格兰记者休·迈克伊尔维尼（Hugh McIlvanney），对马拉多纳的这种结局，作出了最恰当的描写。

> 周四晚上，在达拉斯举行的一场没有事先安排的新闻发布会上，场面混乱不堪，这一场景最真实地反映出了迭戈·马拉多纳被逐出世界杯的痛苦悲伤之态。一大群记着蜂拥而上，人人手里都高举着麦克风，就像一簇簇食肉植物一样，把马拉多纳包围在当中。他那特有的西班牙人与印第安人混血的脸庞，苍白憔悴，略显疲惫。是他的这一表情，更好地向人们讲述着他所面临的困境的性质及根源，而不是他嘴里所说的各种否认和各种抱怨，因为这些早就在人们的预料之中 [13]。

同年，还有一名运动员被错误地指控服用了兴奋剂，并造成了极大的伤害，但此事却报道甚少，鲜为人知。黛安·莫达尔（Diane Modahl）（她当时还姓爱德华兹），是一名成功的英国中长跑运动员，她在 1990 年英联邦运动会中赢得了 800 米金牌，但她却成了反兴奋剂检测标准不完善的一名受害者。在 1990 年英联邦运动会获得金牌后，她在 1993 年的世界锦标赛中又获得第四名。在 1994 年奥运会之前，她的赛季表现都非常好。1994 年，在里斯本举行的世界田径锦标赛上，她的尿样呈阳性，这导致她被排除在那一年晚些时候举行的英联邦运动会之外。经过一场旷日持久的法律斗争，并在曼彻斯特大学的科学家们的支持下，她成功地证明了，自己的尿样在环境温度35℃以上时，被放在房间的桌子上长达3天之久，已经过期失效。科学家们证明，过期的尿样可能会导致假阳性。此外，那个检测实验室还曾试图伪造监管链的有关文件，并错误地处理了 pH 为 8.85 的样品（pH 原本应该是 5），尽管国际奥委会有规定，pH 大于 7.5 的样品不应被检测。因此，莫达尔赢得了上诉，对她的禁赛令于 1995 年 6 月被撤销。然而，她的故事还远未结束。她继续发起了新一轮的法律斗争，试图寻求补偿她的诉讼费用。这一过程持续了 6 年之久，她最后还是输掉了官司，结局就是她自己破产，英国田径联合会也破产了。到了 2000 年，莫达尔重返体育运动赛场，并连续第四次参加奥运会，但都表现不佳，未能实现自己的夙愿。她后来出版了自己的传记，书中详细讲述了兴奋剂事件给她带来的精神错乱和巨大压力，在最糟糕的时候，她曾经考虑过自杀。她回忆了自己的震惊、失落、不公正感和绝望，写道："在长达 11 个月的痛苦折磨中，我不止一次考虑过自杀……如果判决对我不利，那我就觉得自己活不下去了，也不想再活下去了 [14]。"

　　另一位面临复杂反兴奋剂指控的世界领先运动员，是美国中长跑运动员玛丽·德克尔（Mary Decker），德克尔在 20 世纪 80 年代与南非人左拉·巴德（Zola Budd）曾有过一场著名的较量。1983 年，德克尔在田径世界锦标赛上获得两枚金牌（1500 米和 3000 米）。在其辉煌的职业生涯中，她打破了17项世界纪录，其中包括成为第一位跑完1英里用时不到4分20秒的女运动员。她也曾是1984年奥运会3000米比赛的热门选手，但在决赛中因与其他选手纠缠而摔倒，未能完成比赛。十多年后的1996年，也就是亚特兰大奥运会前夕，她的兴奋剂检测呈阳性。她的睾酮水平高于规定的睾酮与表睾固酮的比例6：1。她的律师辩称，对于一名多年服用激素避孕药的成年女性来说，这一比例并不准确适用。然而，上诉的过程是艰苦和漫长的。一开始，德克尔在1997年6月被国际田联禁赛，但在1999年9月又被美国田径协会恢复参赛资格。国际田联并没有就此善罢甘休，而是对这个案子提请了仲裁，仲裁结果是德克尔再次败诉。随后，她被剥夺了在1997年田径世界锦标赛1500米比赛中获得的银牌。1999年4月，作为回应，她起诉了国际田联和对她进行药检的美国奥林匹克委员会。美国上诉法院认为，他们对这种案件并没有管辖权，因此无法推翻国际田联的这项禁令[15]。这一决定反映了一个长期存在的困境，即到底都有哪些法律机构，可以对体育反兴奋剂的禁令做出最终裁决。这一案件也预示着，世界反兴奋剂机构（WADA）将在今后几年尝试解决的一个困境。

层层加注：EPO可致命

正如我们前面已经讨论过的，自行车运动有着长期的兴奋剂使用传统。安非他命（amphetamine）等药物，可以让自行车骑手快速增加能量，以帮助他们克服长距离比赛的疲劳，或者在有需要的时候，让他们能突然加速。爱尔兰职业自行车手保罗·金梅奇（Paul Kimmage），在他1990年出版的《艰难骑行路》（*Rough Ride*）一书中公开了进一步的证据。他后来成为一名调查记者。这是为数不多的几个有关报告，它们反映了职业自行车选手们日常服用兴奋剂的现实。在这个时期，药物检测和处罚措施仍然是有限的。例如，在金梅奇的书出版的两年前，环法自行车赛冠军佩德罗·德尔加多（Pedro Delgado），他的丙磺舒（probenecid）药检就呈阳性，而丙磺舒这个药物是可以用来掩蔽使用类固醇的。他声称，他使用丙磺舒，是出于治病的目的。当赛事组织者要求他退出比赛时，他拒绝了并被允许继续参赛，这就是当时的反兴奋剂制度及其所谓执法系统的不堪写照。有其他一些自行车选手也被发现使用了兴奋剂，但也只是被处以停赛一段时间而已，而不是终身禁赛。

到了20世纪90年代，在自行车比赛中使用兴奋剂的门道和学问，从根本上被改变了，因为在少数一些专业人员的引导下，一种名为"血液兴奋剂"的新花样开始登场了。1984年奥运会的"血液兴奋剂丑闻"，并没有降低人们对个中门道的极大兴趣，因为血液兴奋剂还没有对应的检测方法。血液兴奋剂的操作是复杂的，它的做法是在运动员身体健康的时候，抽出血液然后储存起来，然后在运动员需要快速恢复体能的时候再重新输入。如果想在比赛期间进行这种操作，既有后勤保障方面的困难，又存在一定风险。因为血袋需要被秘密储存在车队的大巴上，然后再与输血设备一起，送到运动员下榻的酒店房间。而使用这些血包的自行车选手，也需要足够的熟练和细心，在没有医务人员帮助的情况下，能自己完成输血的操作步骤。

还有一种更便捷的方法，那就是使用合成的促红细胞生成素（Erythropoietin，缩写为EPO）。在20世纪90年代和21世纪初，这种物质被广泛应用于多种体育项目，而不仅仅是自行车运动。合成促红细胞生成素（EPO），于1977年首次被研发出来，它是为治疗贫血症而研发的一种药物，当时名为"红细胞生成素"，1989年获得美国食品药品管理局（FDA）的批准，1991年起又在欧洲获得批准，其商品名称分别有Aranesp、Epogen、Eprex和Neorecormon[16]。EPO是天然存在的，而外源性的EPO又被称为重组EPO或rhEPO。不过，重组EPO与天然EPO很难区分开来。因此，想要找到一种科学的方法来检测它的使用，是非常困难的。直到21世纪初，人们才研发出一种检测rhEPO的可靠方法。

可见，使用兴奋剂的手法是多么精妙，多么复杂，它离不开专家们的协助。意大利人弗朗西斯科·康可尼（Francesco Conconi），就是兴奋剂使用方面的一流医生。在他职业生涯的大部分时间里，康可尼都在为意大利奥委会工作，但同时，他利用自己的研究之便，私下在自行车比赛中为运动员们使用兴奋剂提供协助。事实上，他得到了意大利奥委会和国际奥委会的资助（他是国际奥委会医学委员会的成员），去寻找一种 EPO 使用情况的检测方法，这些钱后来被他用来做了一系列实验，来研究职业自行车运动中兴奋剂的使用情况。他发现了一种方法——将 EPO、血液稀释剂及人生长激素这三种物质一起使用，就可以通过检测，换句话说，就无法检测到 EPO。

据反兴奋剂专家亚历山德罗·多纳蒂（Alessandro Donati）估计，到 20 世纪 90 年代中期，多达 80% 的主要自行车队，都在使用康可尼的"鸡尾酒"混合配方。他对一名记者说："如果不使用提高成绩的药物，那么想要参与世界水平的比赛就是完全不可能的。"来自法国的前职业自行车手吉尔斯·德利恩（Gilles Delion）也这样说："如果你不服用 EPO，你就不可能跻身世界前 50 名车手之列。这种情况早就存在了，已经有很长时间了 [17]。"当然，确凿的证据并不容易被发现，但 1996 年环法自行车赛的冠军比亚内·里斯（Bjarne Riis），就是其中一位被怀疑的运动员。

欧洲各地的调查发现，从滑雪到足球，所有你能想到的运动项目的运动员，都在使用 EPO。在意大利，警方发现有证据表明，里斯可能就是在 1994 年和 1995 年接受了 EPO 操作的那批车手之一，而进行这项工作的正是费拉拉大学弗朗西斯科·康可尼教授手下的医学研究人员。被警方查获的文件中，就包括了那几年间里斯的血液检测结果。他的红细胞数量，从 41% 的基础水平跃升到了惊人的 56.3%。这种大幅跃升，会导致疾病并使人衰弱，但里斯的身体却非常健康，他以非凡的体力，在多次比赛中获胜 [18]。

促红细胞生成素（EPO）可能为自行车选手和自行车运动的成绩开辟了新的可能性，但有许多人指出，这种药物引发了多起死亡事件，这让体育当局感到困扰。据报道，该药的滥用还造成了多起健康风险事件。临床专家认为，EPO 带来的风险是严重的，有一组科学家指出："与类固醇和生长激素一样，EPO 经常被注射超常剂量，这可能会导致血液黏度增加、深静脉血栓和冠状动脉血栓、脑血栓、肺栓塞、心律失常、卒中（中风）和死亡 [19]"。在 20 世纪 80 年代和 90 年代，随着自行车选手因药死亡的传言越来越多，过量的促红细胞生成素（EPO）可能致命的理念，也迅速传播起来。体育精神病学家大卫·巴伦（David Baron）和他的同事后来写道，EPO 是"最致命的兴奋剂之一 [20]"。

人们想象中的与 EPO 有关的风险，在该药的生产和传播的生命周期中，很早就已经出现了，其中最早的一起貌似相关的死亡事件发生在 1987 年。西班牙社会科学家贝尔纳特·洛佩兹（Bernat Lopez），详细讨论了这一说法是如何产生的，以及这种说法对事件的评价是否准确。反兴奋剂的记者们和科学家们，当然都渴望看到这些死亡悲剧与EPO之间有关联。从媒体记者到临床科学家，各色人等都反复声称，在20世纪80年代末到90年代初，大约有20名自行车选手因该药物而死亡。但洛佩兹也指出，他有充分的理由推出，这些死亡悲剧几乎没有一个在逻辑上可以归因于EPO。他说，指责EPO为死亡原因的说法，是反兴奋剂工作的支持者们的"旗舰神话"。

此外，这种指控如此迅速地被人们提起，反复传播，而且也没有谁认为有必要对指控的证据及其来源做进一步调查，即使是那些研究学者们也都是在重复着别人普遍持有的观点，洛佩兹对这种现象表示非常惊讶和不解。更重要的是，轰动性和时效性就是媒体的最大追求，他们都乐于接受和夸大丑闻。

利用法律数据库（LexisNexis）和访问一些报纸的在线档案，对报道这些事件的新闻文本进行了搜索。共检索到24篇新闻报道，另外还有35个文本，都是来自保罗·金梅奇（Paul Kimage）写的那部新闻著作。对这些文本的分析显示，数据分布极其分散而且不准确。死亡人数从"6人"到"大约40人"不等（各种文本中提到的死亡人数还包括7人、14人、15人、16人、17人、18人、24人和34人）。被提到次数最多的发生自行车选手死亡事件的国家，仍然是荷兰和比利时，但西班牙、德国和波兰也被提到，许多文本只是简单地提到了"欧洲"自行车选手。文本的时间跨度也是长短不等，长的可达 20 年（1970—1990 年），短的只有 2 年（1988—1990 年）[21]。

尽管如此，从引用专家证词的那些媒体报道例子来看，很明显，人们还是认为 EPO 与这些死亡事件有关。《纽约时报》在 1991 年 5 月的一篇报道中说，尽管证据都属于"传闻轶事"，但这种药物还是被说成与 18 个自行车选手的死亡案例有关。这篇报道引用了兰迪·艾希纳（Randy Eichner）的一段话："是，我们没有绝对的证据，但我们有这么多的间接证据，这让我们大多数人不得不信。你想想吧，在短短 4 年之内，怎么就会有 18 名自行车选手离奇死亡，而且其中的 10 人还都是死于心脏病。"书中还提到了另一位专家埃德蒙·伯克（Edmund Burke），他是 1984 年奥运会美国自行车队的经理，他也曾使用血液兴奋剂。他说："你必须告诉运动员们，'EPO 可以让你的有氧能力发生奇迹，但问题是，EPO 也能要你的命'"。此外，如果这些死亡病例真的都与 EPO 的使用有关，那么事情就似乎非常令人不安了。"医生们说，他们认为，运动员几乎是从 1986 年这种药物的最初临床试验开始，就开始使用了。从那个时候起，自行车骑手的死亡事件就开始发生了。1987 年，5 名荷兰骑手突然死亡；1988 年，一名比利时骑手和两名荷兰骑手死亡；1989 年，又有 5 名荷兰骑手死亡，去年又有三名比利时骑手和 2 名荷兰骑手死亡 [22]。"

尽管缺乏明确的科学证据，但在媒体圈、管理层和学术界，EPO 的出现与自行车运动员不幸死亡之间的联系，还是被人们反复提及。在某种意义上来说，这种想法也不是没有道理的。一种为血红细胞水平较低的患者设计的药物，本来就不应该给血液红细胞水平正常的人使用。此外，这也与针对精英自行车运动员的其他指控相吻合，例如，使用兴奋剂已经成为这项体育运动的常态，血液兴奋剂已被使用多年，以及自行车运动员为了提高比赛成绩可以不择手段。与此同时，人们也越来越意识到，各个自行车专业队都在听取那些胆大妄为的医生们的建议，如康可尼（Conconi）和米歇尔·法拉利（Michele Ferrari）。

当局外人士都在悲叹自行车运动的堕落时，自行车运动的圈内人士开始抱团取暖，采取了一种"秘而不宣"的对策，换句话说，就是自成体系、自我管理，对外则否认和保密。因此，很少有自行车运动员能打破缄默，揭露使用兴奋剂的问题，而那些这样做了的人（如保罗·金梅奇）则都被自行车运动圈内的其他成员边缘化了。然而，由于没有对外源性促红细胞生成素使用的可靠检测方法，尽管人们都普遍认为它是一种可以致命的药物，但却仍然无法阻止它在自行车选手和其他耐力运动的运动员中继续扩散。

就像 1960 年的克努德·伊内马克·詹森（Knud Enemark Jensen）的案例一样，反兴奋剂工作的人士也都喜欢拿这个作为例子，来支持他们呼吁更多的药检和更严厉的惩罚。同样，与詹森案相似的大约有 20 名自行车运动员，他们将永远背负着服用兴奋剂致死的名声并失去了人们的同情和尊重。而他们的家人，却得到了人们的同情和尊重。

这种散布恐慌消息的做法，也意味着关于如何制定反兴奋剂政策的争论将越来越多地集中在一种绝对主义的思想上，即应该彻底禁绝兴奋剂。民主德国的药物滥用、使用类固醇的人群越来越广泛、血液操纵（输血）方法和可能致命的各种物质，以及对运动员及其医疗支持人员的普遍不被信任，随着兴奋剂与上述这些因素扯上关系，人们的恐慌呼声变得越来越强烈。于是，那种想以一种宽松的方式或减少危害的方式，也就是说，允许运动员在规定范围之内，适当使用一些可以提高成绩药物的呼声，都被那些热血沸腾的强硬派的声音淹没了。一些媒体报道，更是基于一些令人恐慌的新闻素材，以添油加醋的叙事手法，炒作恐慌情绪，而完全忽视了以下这些方面：运动员应有的各项权利、小题大做的严厉惩罚、各种禁令规则越来越复杂深奥而一旦误罚就会毁掉一个无辜运动员。有些运动员使用兴奋剂完全是身不由己。如果说反对兴奋剂的战争在政策层面上还未开始，那么在文化层面上可以说已经蓄势待发。人们普遍认为，体育运动中的药物使用与其他场合的药物使用，情况不同，因为运动员往往都痴迷于要赢得比赛，而使用兴奋剂为他们实现这一目标提供了机会。

对体育运动的这种偏见，典型体现在1997年的一期美国《体育画报》上的一篇专题报道中，其开头就有这样的描述。

1995年，一项针对198名包括短跑运动员、游泳运动员、举重运动员和其他各类运动员（其中大多数是美国奥运选手及志在奥运的其他选手）的调查结果如下。

情形一：如果给你一种违禁的兴奋剂，而且有两点保证，一保证你不会被抓住，二保证你会赢得比赛，那么你愿意服用这种药物吗？

有195名运动员表示同意；只有3人说不同意。

情形二：如果给你一种可以提高成绩的违禁药物，也有两点保证，一保证你不会被抓住，二保证你在之后的五年内能赢得每一场比赛，但之后你将死于这种药物的不良反应，那么你还愿意服用这种药物吗？

超过半数的运动员回答说愿意[23]。

文章接着解释说，这项调查自1982年以来，每年都会进行一次，而调查的结果都差不多。一位业内专家的观点也支持这种结论，他认为，使用兴奋剂的做法已经如此泛滥流行，任何一个有抱负的运动员也许都别无选择，只能使用药物来提高运动成绩。

令人惊讶的是，在对奥运会运动员实施所谓严格药检 25 年之后，很显然，使用可以提高运动成绩的违禁物质的情况，却比以往任何时候都更为普遍和更加有效了。荷兰医生米歇尔·卡斯滕（Michel Karsten）说："也许有些运动员可以做到不吃药也赢得金牌，但这种人真的很少。"他声称，在过去的 25 年里，他曾给数百名世界级运动员开过合成代谢类固醇的处方，这些运动员来自游泳、田径和非奥运举重项目。"如果你特别有天赋，你可能会赢一回，但从我的经验来看，如果不使用兴奋剂，你就不可能总赢下去。比赛场上的兴奋剂使用者太多了 [24]。"

如果说这些观点占据了主导地位，那也不过都是一些基于个人的看法，因为它们参考的只是一些没用严格方式或科学方式进行的调查，例如，没有经过同行评议和客观分析。这些过于偏狭的看法，把运动员都视为冒险家和骗子，因而也就不适用于所有运动员。然而，地下违法、黑市卖家及体育界的堕落带头人，这类丑闻都会激起读者们的兴趣，从而引发了关于反兴奋剂工作的辩论。人们都在问，反兴奋剂工作是否有效，又是否值得？即使在社会科学的学术圈内，这场辩论似乎也足够宽容和开放，各方面的主张和观点都被吸纳了进来。1996 年，大卫·布莱克（David Black）为《体育社会学国际评论》（*International Review for the Sociology of Sport*）撰写了一篇文章，题为"在体育运动中禁药是否造福了人类社会？"对于这个问题，他的建议是："取消药物禁令，将会创造更公平的体育比赛，减少运动员面临的健康风险，从而造福人类社会。"1997年，特里·布莱克（Terry Black）和阿米莉亚·佩普（Amelia Pape），在《体育与社会问题杂志》（*Journal of Sport and Social Issues*）上也发表了一篇文章，他们提出了这样的问题："体育运动中的禁药：解决问题还是制造问题？"两年后，维尔纳·穆勒（Verner Møller）出版了一本以丹麦语写作的书，书名为《兴奋剂魔鬼》（*The Doping Devil*）。该书引发了很多争议，并于2007年被翻译成英文。在这本书中，穆勒认为，反兴奋剂工作背后的根本逻辑是有缺陷的，使用兴奋剂的问题被夸大了。于是，他呼吁重新考虑旨在控制兴奋剂的那些政策背后的根本依据。几年之后，还有人也做了一些客观性的研究，他们使用"道德恐慌"这一概念来分析反兴奋剂工作的做法。可见，在20世纪90年代末，还有一些空间留给了人们，让大家能更开放地讨论使用兴奋剂的定义、反兴奋剂的意义、反兴奋剂的具体实践，有人建议让运动员们也参与进来，从而让对上述这些问题的辩论更加有意义。

然而，总的来说，这种设想中的有益辩论从未实现过。相反，一桩自行车比赛的丑闻——很显然是出于对EPO和血液兴奋剂风险的恐慌心理，在世界自行车运动的最大舞台——环法自行车赛上发生了。这一事件将彻底扭转制定反兴奋剂政策的领导层的判断倾向，学术讨论的自由空间也因此被挤压，任何有关对使用兴奋剂采取宽松政策的建议或采取减少伤害模式的建议，也都将因此被边缘化。

1998 年"环法"丑闻

2008—2012 年，随着几个最成功的美国自行车队的解散，前队员们开始纷纷互相指责，并承认自己参与了有组织的兴奋剂使用。于是，在精英自行车运动比赛圈内，大家都在使用血液兴奋剂、EPO、睾酮、止痛药、安眠药和刺激类兴奋剂（包括派对药物）等内幕，才得以曝光。不过在 20 世纪 90 年代，在"缄默准则"封闭之下的自行车运动，玩的都是内部小圈子，密不透风，几乎没有什么细节能外泄出来。但这一切，在 1998 年都将发生改变。就在当年的环法自行车赛开赛前夕，有一桩丑闻被曝了出来，这个最初丑闻的焦点人物叫威利·沃特（Willy Voet），他是世界顶级自行车队"飞士天"（Festina）车队的物理治疗师。

"飞士天"车队是 20 世纪 90 年代最成功的职业自行车队之一。该车队曾获得过很多赛事的冠军，获得 1994 年环法自行车赛团体冠军，分别获得 1996 年和 1997 年环法自行车赛的季军和亚军。这个团队的花名册上有一些世界上最顶尖的自行车选手。沃特的工作内容之一，就是负责照料并供应他们的兴奋剂。1998 年 7 月 8 日，他在驾车经过法国－比利时的边境时被拦截下来。在搜查中，警方发现了大量的兴奋剂物质和相关用具。除了注射器，警察还发现了 EPO、类固醇和多种兴奋剂。

根据当时媒体报道，其中包括 235 剂促红细胞生成素（EPO），这是一种人工激素，可以增加红细胞的数量（因此增加耐力），但如果控制不当，可能使血液增稠到致命的水平。他们还发现了 82 剂名为硫酸阿托品（sauratopine）的可使肌肉增强的激素；60 剂十一酸睾酮（pantestone，安雄），这是一种睾酮衍生物，能增强体力，但可能导致癌症；还有各种用于止痛的肾上腺皮质激素和用于提神的安非他命 [25]。

沃特随后被逮捕，警方开始调查"飞士天"车队和其他几个顶尖车队。这年的环法自行车赛原定于 7 月 11 日开始，但随着一些自行车选手和车队的相继退出，加上还有其他一些人也被警方调查，本届比赛的秩序开始被打乱。这出戏的重点是针对运动员下榻酒店的突袭和逮捕。"飞士天"车队的所有成员都被扣留并接受调查，车队被赛事总监整体驱逐出境，几乎所有队员都承认服用了兴奋剂。

这场比赛给人留下的感觉是丑闻多多并充满戏剧性，尤其是因为在比赛的过程中，"飞士天"车队和其他车队逐渐暴露出了更多细节问题。以下这篇新闻报道，突显了当时的危机。

　　周五，骑手们发起了一场抗议活动，使赛事耽搁了 2 个小时。抗议事件的导火索是法国电视 2 台的一个新闻报道，报道展示在一个垃圾桶里发现了某些骑手使用过的药物。骑手们声称，这等于是一场鞭笞，他们都被当成了罪犯对待。骑手们抱怨说，媒体关注更多的是兴奋剂，而不是比赛。不过，这项比赛难道不是与兴奋剂一直脱不了干系吗？

一家颇具影响力的法国日报《世界报》(Le Monde)，在周五呼吁停止环法自行车赛，当天还刊登了一名匿名职业自行车骑手的坦白声明。该骑手声称，他的医药费中仅药物一项就花费了约 12.5 万澳元（当时约合 10 万美元）。报道援引的金额为 60 万法郎。每个人服用兴奋剂的计划，都是由他所在车队负责安排的。他说："车队的经理、队医、按摩师、比赛的组织者，所有这些人没有一个不知道兴奋剂使用的存在。"他手里有一份某医生的日常医疗档案，可以证实他的上述说法。

该名骑手还概述了他的服药计划：早上服用三片类固醇药，每周注射一次睾酮，定期注射 EPO 并逐步加大剂量，直到最大剂量 4000 单位。还有其他违禁药物，包括人体生长激素。服药计划由一名私人医生负责监督 [26]。

大范围的高调的国际报道，使 1998 年环法自行车赛的药物事件变得如此引人瞩目，以至于对"飞士天"车队和同年被发现服用兴奋剂的另一支车队（TVM）的调查，持续了三年之久。法国的政界人士开始公开谈论兴奋剂问题，而环法自行车赛的组织者也承受着巨大的压力，他们必须想办法把使用兴奋剂的问题从比赛中根除。很明显，兴奋剂的使用是由各车队管理实施的，而不是由单个自行车骑手在实施。每支车队都有自己的队医，而且大多数车队都有贿赂基金，这些基金都是从比赛的奖金中按一定比例抽取而来的，用于支付兴奋剂药物及其使用的相关费用，包括支付给那些专家的费用，专家可以保障运动员的用药安全并且不被发现。同样，很显然，自行车运动的管理机构国际自行车联盟（UCI），也没有能力阻止兴奋剂的使用，就像国际奥委会也未能阻止奥运会上有人使用兴奋剂一样。这些药物丑闻都突显出一个需求，那就是需要有这样一个机构来管理反兴奋剂工作，这个机构不受某项体育运动或某个国家的既得利益者的影响。由于国际奥委会和体育界面临的国际压力，国际奥委会在其家乡瑞士洛桑组织召开了一次会议，来探讨未来全球反兴奋剂工作的方向。

世界反兴奋剂机构

1999 年 1 月召开的这次会议，促成了《关于体育运动中使用兴奋剂问题的洛桑宣言》。该宣言为一个独立的、全球性的反兴奋剂组织制定了框架，而这一点，本来并不在国际奥委会的最初设想之内。国际奥委会原本只是希望自己能成为这样一个组织的领导者，甚至提议将其命名为奥林匹克反兴奋剂机构。然而，与会代表对国际奥委会提出了批评，说不能再相信国际奥委会能领导这一新举措。这些反对的声音，主要来自各国政府的部长们，他们对由一个利益可能与反兴奋剂工作相冲突的机构来监管这一新举措表示担心，并呼吁成立一个完全独立于现有体育管理机构和体育赛事组织者的新机构。当时的国际奥委会主席萨马兰奇（Juan Antonio Samaranch）提出，只要国际奥委会能成为该新机构的一部分，那么国际奥委会就会接受成立这个新机构。这一妥协，使国际奥委会得以向世界反兴奋剂机构提供运营资金，并任命国际奥委会的副主席迪克·庞德（Dick Pound）为世界反兴奋剂机构的首任主席。会后，国际奥委会宣布了一项新倡议。

为全面运作 2000 年第 27 届悉尼奥运会，应成立一个独立的国际反兴奋剂机构。这个机构的任务主要是协调各种必要的方案，以实现所有各方应共同确定的目标。在这些方案中，应特别考虑扩大赛外测试、协调研究工作、促进预防措施和教育行动，协调科技的有关标准，统一检测设备和检测分析的有关流程。应国际奥委会的倡议，一个代表奥林匹克运动，包括运动员及有关政府和政府间机构的工作小组，将在三个月后再次开会，以确定该机构的组织结构、任务使命和经费筹措。奥林匹克运动委员会承诺，将向该机构拨款 2500 万美元 [27]。

正如在后面我们将要说明的，WADA 所制定的反兴奋剂策略，将彻底改变反兴奋剂工作的性质及其对运动员的影响。WADA 得到了各国政府、政府间机构及相关组织的全力支持，其中包括欧洲委员会和联合国教科文组织。所有那些认真考

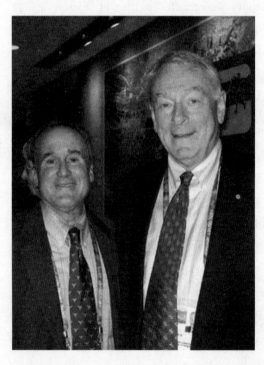

迪克·庞德（右），世界反兴奋剂机构的首任主席，与《浮士的黄金》（2001 年）的作者斯蒂文·昂格莱德合影（摄于 2010 年）

虑其他可替代方案的机会都已经错过，这些可替代方案包括减少使用药物伤害的多种模式、对每个不同的体育项目采取不同的具体政策、从实际出发接受提高运动成绩的各种方法的内在逻辑。相反，整个体育界关注的就是药物丑闻、健康风险、可能的暗中操作和虐待行为，以及不断改善体育形象的需要，来确保广大公众都支持各种体育赛事，并以运动员作为榜样。对反兴奋剂工作的未来之路，社会学家罗丝·孔伯（Ross Coomber）给出了一个很好的前瞻性总结。

> 几种关于兴奋剂的主流传说和方方面面摇摆不定的立场……已经在体育界浮现端倪：例如，那些能够明显增强运动成绩的各种手法，就是一个明摆着的简单问题；使用兴奋剂药物带来的健康风险，就像玩俄罗斯轮盘赌的游戏一样危险；使用兴奋剂是一种作弊行为，会严重破坏体育形象或损害道德，而任何其他形式的作弊行为都没有它严重；反兴奋剂的各种政策和措施，都是出于理性的……反兴奋剂的政策，采取了基于恐惧的出发点，这样的政策不能保护它本该保护的人，恰恰会适得其反，会造成处罚宽严不当，还可能冤枉那些不知情者 [28]。

世界反兴奋剂机构被赋予的这些新权力，终将在随后的几十年里导致上述后果。然而，在 20 世纪 90 年代，反兴奋剂工作从最初的一个零零散散、标准不一、各自为战的体系，开始向一个日益集权化、标准化和官僚制化的体系转变。不过，正如许多官僚机构的最终结局一样，其监管的手段本身很快就会变成监管的目的，因为在忙于维护和死守游戏规则的过程中，那个更高层次上的美好初衷，往往就被人们抛诸脑后了。

参考文献

［1］ T. M. Hunt, P. Dimeo, F. Hemme and A. Mueller, 'The Health Risks of Doping During the Cold War: A Comparative Analysis of the Two Sides of the Iron Curtain', *International Journal of the History of Sport*, XXXI/17 (2014), pp. 2230–44.

［2］ R. Terney and L. McLain, 'The Use of Anabolic Steroids in High School Students', *American Journal of Diseases in Children*, CXLIV/1 (1990), pp. 99–103.

［3］ Ibid., p. 99.

［4］ C. Yesalis, N. Kennedy, A. Kopstein and M. Bahrke, 'Anabolic- Androgenic Steroid Use in the United States', *Journal of the American Medical Association*, CCLXX/10 (1993), pp. 1217–21.

［5］ H. M. Perry, D. Wright and B.N.C. Littlepage, 'Dying to Be Big:A Review of Anabolic Steroid Use', *British Journal of Sports Medicine*, XXVI/4 (1992), pp. 259–61.

［6］ D. Williamson, 'Anabolic Steroid Use Among Students At a British College of Technology', *British Journal of Sports Medicine*, XXVII/3 (1993), pp. 200–201.

［7］ Ibid., p. 200.

［8］ P. Korkia and G. Stimson, 'Indications of Prevalence, Practice and Effects of Anabolic Steroid Use in Great Britain', *International Journal of Sports Medicine*, XVIII/7 (1997), pp. 557–62.

［9］ M. Janofsky, 'Barcelona; Female U.S. Shot-Putter Banned After Drug

Test', *New York Times*, 9 August 1992.

[10] M. Janofsky, 'Barcelona; Banned American Explains Use of Drug', *New York Times*, 7 August 1992.

[11] '"Disgraced" Davies Is Olympic Coach', *Daily Mail*, 19 August 2008.

[12] BBC, 'Krabbe Receives IAAF Settlement' , www.bbc.co.uk/news, 30 April 2002.

[13] H. McIlvanney, 'End of the World for Diego Maradona', *The Times*, 3 July 1994.

[14] D. Modahl, *The Diane Modahl Story: Going the Distance. The Heart-breaking Truth Behind the Headlines* (London, 1995), p. 190.

[15] M. Rowbottom, 'Athletics: Slaney Doping Ban Upheld at IAAF Hearing', *The Independent*, 26 April 1999.

[16] D. Baron, D. Martin and S. A. Magd, 'Doping in Sports and Its Spread to At-Risk Populations: An International Review', *World Psychiatry*, VI/2 (2007), pp. 118–23.

[17] J. Brant, 'Playing Dirty', *Outside* (July 1999), online at www.outside.com.

[18] M. Rendell and S. Horsdal, 'Life after Lance', *The Observer*, 2 July 2006.

[19] Baron et al., 'Doping in Sports and Its Spread to At-Risk Populations', p. 121.

[20] Ibid., p. 122.

[21] B. López, 'The Invention of a "Drug of Mass Destruction": Deconstructing the EPo Myth', *Sport in History*, X X XI/1 (2011), pp. 84–109; p. 89.

[22] L. Fisher, 'Stamina-Building Drug Linked to Athletes' Deaths', *New York Times*, 19 May 1991.

[23] M. Bamberger, 'Over the Edge Aware that Drug Testing Is a Sham, Athletes Seem to Rely More Than Ever on Performance Enhancers', *Sports Illustrated*, 14 April 1997.

[24] Ibid.

[25] J. Lichfield, 'Allez le Tour', *The Independent*, 2 July 1999.

[26] 'The Drugs Scandal Update', www.cyclingnews.com, 26 July 1998.

[27] IOc, Lausanne Declaration on Doping in Sport, 4 February 1999.

[28] R. Coomber, 'How Social Fear of Drugs in the Non-Sporting World Creates a Framework for Doping Policy in the Sporting World', *International Journal of Sport Policy and Politics*, VI/2 (2014),pp. 171–93.

第 7 章

一条新的道路

　　1999 年 11 月发生的一系列事件，预示了一场体育决策过程的革命。历史上第一次，一个既跨越国界又跨越单个国际体育组织壁垒的机构诞生了。当然，这是事出有因、顺理成章的一件事。这一机构的成立，将防止运动员再遭受以下种种痛苦：规则不一致、政策随时变化且宣传沟通不到位，有了冤屈不知道找谁去申诉，以及不同体育项目和不同国家在惩罚力度上的宽严不一。该机构成立的目的，就是强制各体育组织把反兴奋剂工作放在优先考虑的地位，根除兴奋剂使用泛滥的背后动机和文化风气。最重要的是，它旨在防止那种存在于民主德国和其他潜在可能地方的高度组织化的用药体制。其愿景就是，为了保护运动员们的健康，为了保护那些洁身自好的运动员，维护体育运动的纯洁性。

　　然而，21 世纪初的情况表明，想要实现以上这些崇高目标，在相关机制上还存在很多争议，面临的问题也很多。世界反兴奋剂条例（WADC）在 2003 年首次推出，它等于启动了一系列的规则和程序，这是一种软硬兼备的权力统一体：软的一面，它发出战斗号令，号召人们都要秉持一种无形的"体育精神"的理想；硬的一面，对于任何违反了相关规则的运动员，不管什么原因，都将面临禁赛的惩罚。基于对权力的垄断，世界反兴奋剂机构引入了更加严格的药物规则和检测系统，加强了检测和惩罚的力度，但同时，却也侵犯了运动员的隐私，并对一些无伤大雅的违规行为也进行了过度处理。"纯洁体育运动"，是要付出代价的。世界反兴奋剂机构的新机制，加强了对使用兴奋剂的监督力度，揭露了一些有组织的使用及个人使用兴奋剂的案例，但这仍然难以根除体育运动中的兴奋剂使用及各种作弊和欺骗行为。

换汤不换药

如果说在体育运动中为国家荣誉而战的冷战时代已经结束，那么它很快就被追求体育成功的其他方面的动机所取代了，而这些动机同样刺激着运动员使用兴奋剂。大量金钱流入奥林匹克运动，奥林匹克运动虽然并不直接向运动员支付报酬，但允许运动员从商业赞助、各种奖金，以及与政府或体育俱乐部签订的职业合同中获取收益。在奥运会之外，媒体报道的参与和企业家的重视，都提高了那些主要的团体运动项目的收入，并在一定程度上也向下渗透并影响了较低级别的体育联盟和体育赛事。比赛的奖金增加了，足球等运动项目队员的工资也增加了。总的来说，使用兴奋剂的环境土壤仍然肥沃。

1999 年底国际奥委会在瑞士洛桑做出的决定，并没有立即对兴奋剂的控制产生影响。赛场之外的反兴奋剂检测依然很少，这让那些服用兴奋剂的运动员有机会在 2000 年悉尼奥运会之前用药[1]。他们所要做的只是了解兴奋剂的"洗脱期"，以及掌握好相应的用药时机，并服用利尿药等药物来掩蔽类固醇的使用，或利用"医疗用途豁免"这一制度漏洞来获得兴奋剂和止痛药。另一个逃避被发现用药的伎俩是调换尿样，这可以通过在衣服或身体中隐藏另外一份尿样；又或者，对男性运动员来说，可以使用"假阴茎"。还有更简单的应对方法，那就是干脆不接电话或不应门铃，以躲避反兴奋剂的检察官。

药物检测的科学手段，远远落后于兴奋剂使用者的创新手段。在当时，还没有血液兴奋剂、人体生长激素和其他更复杂药物的检测手段。2000 年悉尼奥运会首次引入了对促红细胞生成素（EPO）的可靠检测办法。尽管如此，还是有人猜测在 2000 年悉尼奥运会上，兴奋剂仍会是个大问题。哥伦比亚广播公司（CBS）在 2002 年 1 月的报道中对此进行了总结。

更快、更高、更强，在世界上最优秀的运动员之间进行纯粹的体育比赛，这就是奥林匹克运动的理想。但现实又是怎样的呢？据一些奥运业内人士称，本周在澳大利亚悉尼开幕的夏季奥运会，可能是一场看谁的兴奋剂更好、更有效的比赛……本届奥运会对运动员的药检，据说是有史以来最严的一次。本届悉尼夏季奥运会，被认为是所有奥运会中"最干净"的一届。但现实又是怎样的呢？据运动员和业内人士称，这是有史以来"最脏的"一届夏季奥运会，而国际奥委会和美国奥委会都参与了这一骗局 [2]。

上述观点也得到了调查证据的支持。据推测，这项调查是由美国政府所做，但没有给出更多细节。文章还说，"奥运会运动员使用兴奋剂到底有多普遍？根据国际奥委会的数据，这个比例非常小。而根据美国政府一项 100 万美元的调查研究显示……在某些运动项目中，这个比例接近 90% [3]"。我们再次看到，一些不可靠的数据被拿来编造兴奋剂的使用情况是非常普遍的这一说法。

2000 年奥运会的第一组官方药检统计数据显示，并没有太大问题。2000 年悉尼奥运会上，共有 13 名运动员被检出阳性，考虑到当时有 10 651 名运动员参赛，这个数字乍看似乎微不足道。这 13 人的其中一个就是 16 岁的罗马尼亚女子体操运动员安德烈娅·拉杜坎（Andreea Răducan），她的案例很成问题，也备受质疑。她被剥夺了金牌，仅仅是因为她听从了队医的建议，队医给了她治疗普通感冒症状的药物，她服用了含伪麻黄碱的努乐芬（Nurofen）。她只好上诉，结果证明她并没有违规，但国际奥委会还是拒绝归还她的奖牌。现在看来，当时的惩罚措施确实够严厉，就连罗马尼亚队的队医也被驱逐出了当年的奥运会，并且被禁止参加 2004 年和 2008 年的奥运会。罗马尼亚奥委会主席扬·齐里亚克（Ion Ţiriac）也辞去了他的职务。齐里亚克毫不妥协，对国际奥委会的处罚表示不满，并且强调指出，这都是由于各个国家在资源上的不平等地位造成的，罗马尼亚队的队医并不是一名体育医学专家，他只是一家小医院里的医生，是参加本届奥运会的一个志愿者。国际奥委会和国际体育仲裁庭承认，拉杜坎作为运动员并没有做错任何事，但他们还是觉得必须照章行事，执行处罚。齐里亚克说，"国际奥委会进退两难。他们（在反对使用兴奋剂问题上）面临政治压力，但他们也没有勇气承认自己在这个问题上犯了错误。一定要有宽容和变通的一面……无辜的人不应该受到惩罚 [4]。"

澳大利亚铅球运动员维尔纳·赖特雷尔（Werner Reiterer），在 2000 年出版了一本书，进一步助长了人们对使用兴奋剂的各种猜测。该书详细描述了类固醇使用的普及流行，尤其是在力量体育项目中的泛滥，教练员、医生和体育界的头面人物们，都对类固醇的泛滥漠不关心。他还指出，骗过药检是件很容易的事。

他与一名医生合作，设计了一个常用的类固醇、掩蔽剂和生长激素的配方。他发现，对人体生理状态的这样一番改变折腾，就使得他的睾丸激素水平与上皮激素的比例不会升高到 3∶1 以上，远远低于国际奥委会药检规定的上限 6∶1，而且国际奥委会甚至还没办法检测出生长激素。骗过药检，简直轻而易举[5]！

类似的情况也发生在职业自行车比赛中。从表面上看，"飞士天"车队的丑闻本应带来更大的影响，引起人们更多地关注反兴奋剂预防措施，让自行车运动员更多地意识到用药会被抓的风险。可现实是，在 1999 年的环法自行车赛上，兰斯·阿姆斯特朗（Lance Armstrong）赢得了冠军，但他因被查出服用兴奋剂而在十多年后被剥夺了冠军头衔。在这一年的环法赛事上，还有许多其他顶级自行车选手也都被查出服用了兴奋剂；而就在前一年"飞士天"丑闻中的两名主要选手也在其列：亚历克斯·朱尔（Alex Zülle），获得第二名，理查德·维伦克（Richard Virenque），获得第八名。阿姆斯特朗后来在 2000 年的环法自行车赛中也成绩不俗，在 2000 年奥运会上还赢得了一枚铜牌，但后来又被剥夺了。

2002 年的冬季奥运会出现了 10 起兴奋剂阳性案例。对冬季运动项目而言，这是一次大幅增长，因为自 1988 年以来，在冬季奥运会上就从未再出现过兴奋剂检测阳性的情况。这其中的四起案件，都与奥地利国家队有关，其中一些队员在国家队官员的支持下，使用了血液兴奋剂。但这一事件并没有能阻止奥地利运动员，在 2006 年奥运会期间，他们再次卷入丑闻。当时意大利警方搜查他们的房间，发现了兴奋剂，结果导致 6 名运动员被终身禁赛 [6]。

　　2002 年冬季奥运会的一个案例再次表明，对反兴奋剂规则的过分严格解读，再加上决策过程的不一致，很可能会给无辜运动员带来被冤枉的风险。苏格兰滑雪运动员阿兰·巴克斯特（Alain Baxter）在这届赛事上，取得了英国人在以前很少有的一项成就：一枚冬季奥运会的奖牌。他在速降障碍滑雪赛中获得铜牌，成为首位在滑雪项目中获得奖牌的英国运动员。他的左旋甲基苯丙胺（levomethamphetamine）检测呈阳性。赛事的官员们都一致认为，这种物质对提高比赛成绩并没有什么明显效果，而且巴克斯特也证明了自己是因为治疗目的而使用了鼻吸入器。可问题就出在他这次使用的是美国版本的"维克斯牌"鼻吸入器，里面含有左旋甲基苯丙胺的药物成分，而他平时使用的同一品牌鼻吸入器的英国版本就不含这种成分，他本人对这两种版本的鼻吸入器有什么区别完全不知情。尽管实情如此，他还是被取消了比赛资格，并被剥夺了奖牌。国际滑雪联合会因此对他禁赛 3 个月，不过在他上诉之后，禁赛决定又被撤销了。尽管除了奥运会之外，他没有受到

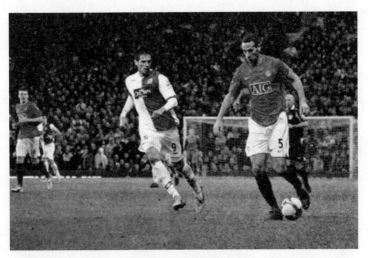

曼联球员费迪南德（右）因错过一次药检而被禁赛 1 年（2003—2004 年）（摄于 2009 年）

任何其他方面的处罚，但国际奥委会仍然拒绝收回成命。之后，作为有竞争力的滑雪运动员，巴克斯特继续参加了各种赛事，但他在奥运会上那样的短暂辉煌已难重现。

在新的《世界反兴奋剂条例》生效之前，一个考验现有反兴奋剂法律程序的案例，就是效力于曼彻斯特联队（曼联）和英格兰国家队的足球运动员费迪南德（Rio Ferdinand）。一名反兴奋剂检查人员来到他所在俱乐部的训练场地，要求费迪南德接受药物检查。但费迪南德已经离开了，并且手机关机。经过 3 个月的漫长审议和昂贵律师团队的一通忙乎，结果他还是被禁赛 8 个月。关于这一处罚决定，至今仍然存在争议。由于欧洲杯将于 2004 年夏季举行，英格兰队的主教练斯文 - 戈兰·埃里克森（Sven-Göran Eriksson）希望对费迪南德的禁赛时间能够短一些。同样被曝光的还有一桩涉及曼城队球员克里斯蒂安·内古艾（Christian Negouai）的类似案件，该案件的结果是罚款，而不是禁赛。作为足球的世界管理机构，国际足联还不是《世界反兴奋剂条例》的签约方，因此最终的处罚决定权留给了英国足总，国际足联主席塞普·布拉特（Sepp Blatter）坚持对这名球员进行处罚 [7]。结果费迪南德错过了欧洲杯，但在 2004—2005 赛季，他又回到了俱乐部和国家队。

2003 年版《世界反兴奋剂条例》

从"飞士天"车队丑闻到第一版《世界反兴奋剂条例》的颁布，这一时期以两个对立主题为鲜明特征：一个是持续存在的有组织使用与个人使用兴奋剂作弊的问题，另一个是决策过程不清晰所造成的对无辜运动员的伤害案例。

《世界反兴奋剂条例》的设计初衷是为了实现几个目标，其中最主要的一个就是想通过检测、教育和惩罚的阻吓，来防止兴奋剂的使用。检测手段需要改进，因为很明显，很多运动员都觉得自己能逃过检测；教育的目的，是在使用兴奋剂之前就阻止其发生；加大惩罚力度，是为了显示全球体育界对根除使用兴奋剂的态度是多么坚决。

为了实现这些崇高目标，世界反兴奋剂机构需要说服各国政府和体育界，都来签署这一新版《世界反兴奋剂条例》。统一化和标准化的同时，就意味着权力的移交。运动员个人没有选择的权力，只能全盘接受这个条例，而拒绝签约的国家或体育联合会，则会被视为不认真对待反兴奋剂。世界反兴奋剂机构从成立的第一天起，就是一个死板僵化的体制，它没有给那些反面意见、协商沟通、灵活处理或具体情况具体分析等操作留有余地。所以说，鉴于我们前面讨论过的那些案例和处罚决定，就需要有一个上诉渠道来改善和确保其决定的一致性。世界反兴奋剂机构肯接纳的一个上诉机构，就是国际体育仲裁院（CAS），它是由国际奥委会在1984年设立的。

世界反兴奋剂机构及其相应条例的核心支柱，就是建立一个"违禁物质及违禁方法清单"，并附有理由说明，解释为什么某种物质或方法会被禁止。世界反兴奋剂机构给出了判断某种物质或方法是否会被列入清单的三条标准，任何物质或方法只要满足其中的两条，就会被禁。首先，它能给运动员的健康带来风险或潜在风险；其次，某种物质或方法必须能够提高或可能提高运动能力；最后，它违背了"体育精神"的理念，虽然体育精神的概念定义有点模糊。这里所说的某种物质，通常是某种药物，药物通常会在运动员的尿液中留下痕迹。世界反兴奋剂机构认同国际奥委会已经实施的"严格责任"规则，该规则认为，运动员对其尿样中发现的任何物质都负有责任，并应受到相应的惩罚。惩罚措施就是禁止参加体育比赛活动。2003 年版的反兴奋剂条例规定，使用对提高成绩最有好处的物质——合成代谢类固醇和肽激素——将被禁止参加所有比赛活动，为期两年。对使用其他物质的禁赛时间要短一些。

采用的各种标准和尺度也是有争议的。正如我们前面已经指出的，反兴奋剂的领导人和媒体记者都有一种倾向，往往会把药物向最坏的方面去想，而且会夸大它们的风险。被列入禁止清单中的许多物质，其潜在健康风险程度都尚未进行详细研究。此外，被认为能够提高成绩的一些物质，实际上可能并不会对运动员的能力产生巨大影响，特别是在团体运动项目、技能运动项目或认知运动项目（如桥牌或象棋）中。然而，其中更模糊不清的一个概念就是"体育精神"，这是在加拿大杜宾调查之后开始建立起来的，目的是作为一种加强所有体育参与者的积极价值观的方式。《世界反兴奋剂条例》中的定义，还凸显了国际奥委会对世界反兴奋剂机构的影响。

> 反兴奋剂工作的目的，是寻求维护体育的内在价值，这种内在价值通常被称为"体育精神"。它是奥林匹克主义的精髓，即通过致力于完善每个个体的才能，来追求人类的卓越。奥林匹克体育运动的精髓，就是展现真实。体育精神是对人类的精神、身体和心智的

颂扬，它体现在体育运动之中的或通过体育运动所发现的那些价值观，包括道德、公平竞争和诚实，健康，卓越的成绩，人格和教育，乐趣和喜悦，团队合作，奉献和承诺，尊重规则和法律，尊重自己和其他参与者，勇气，群体和团结[8]。

条例中提到的禁止使用兴奋剂的"各种方法"，主要指的就是血液兴奋剂，但也涉及基因兴奋剂的可能性，尽管还没有对基因兴奋剂的检测方法或其使用证据。焦点就是尿样，目标是找到世界反兴奋剂机构所说的"分析证据"，于是用来描述阳性检测结果的一个术语"不良分析结果"（AAFS）就此诞生。鉴于尿样的重要性，世界反兴奋剂机构还引入了一套程序，以确保尿样不会被调包或被篡改。事实上，违反反兴奋剂规则（ADRV）的一种行为就是篡改尿样，这意味着，如果某个运动员或其团队成员没有遵守提供尿样的严格程序，他们就可能会被禁止参加体育赛事。躲避检测是违反反兴奋剂规则的另一种行为。

这些政策和程序的后果，对那些清白无辜运动员的影响，不亚于对那些真正作弊者的影响。为了确保某个尿样就是运动员自己的尿样，药物检察官（DCO）必须当场看着他们小便。从运动员接到检测的通知开始，药物检察官必须全程陪同，直到他们准备好小便。药物检察官会跟着运动员一起去洗手间，强迫运动员脱光下身，露出生殖器，并观察尿液进入样本瓶的完整过程，然后将样本分装两个瓶子，以备万一需要进行二次检测。

为了防止运动员在需要进行检测的比赛时间之外服用兴奋剂，世界反兴奋剂机构还引入了更为严格的赛外检测制度。在这种方法下，运动员将可能在任何一天、任何时间、任何地点接到检测通知，包括他们的家、度假地或药检官能够找到他们的任何地方。如果他们拒绝接受检测，就将被禁赛两年。有些运动员还会被选入注册检查库（RTP）。这些运动员必须每天向反兴奋剂机构提供一个小时的空闲时间，告诉药检官员在哪里可以找到他们，以便药检人员可以对他们进行检测。这种 24 小时的随叫随到和被人监视，通常是给被判有罪的罪犯们保留的。运动员在入选 RTP 后的整个时期都不得离开，因为他们可能随时会被抽到去做药检。

运动员隐私受到损害的另一种表现形式是，他们必须详细列出他们正在使用的所有药物，即使这些药物不在禁止清单之列，在表面上看，这是为了避免在分析血样或尿样时出现任何可能的混淆和差错。但这种做法，就可能会向反兴奋剂机构泄露某个运动员的病史或身体状况。然而，这一要求是进一步确保在出现违禁物质检测呈阳性的情况下，运动员对自己全权负责的一种表现。若运动员未能事先告知他们所用的药物或营养补充剂，那么就可能会损害到他们将来为自己的辩护，因此提供自己所用药物信息的要求，也起到了维护"严格责任"这一原则的作用。反过来，有了这种事先要求，一方面可能会阻止将来运动员对药检阳性结果进行上诉，另一方面也可被用作某个运动员试图掩盖他使用了兴奋剂的证据。

"严格责任"这一条属于"霸王"条款，在体育圈外很难被认可，这就意味着如果运动员通过国家的法院系统提起上诉，那么就有可能不利于世界反兴奋剂机构的执法实施。对于向非体育法庭提出上诉的问题，世界反兴奋剂机构自有应对办法，那就是限制运动员的上诉途径，运动员只能通过其所属国家的反兴奋剂机构或国际体育仲裁院（CAS）来进行上述。这样一来，有关处罚的决定，就只能由体育联合会根据《世界反兴奋剂条例》做出。并且任何上诉，都只能基于程序上的理由，而且要直接与《世界反兴奋剂条例》的条款有关才行。鉴于世界反兴奋剂条例的"严格责任"的原则，那些声称自己并非出于故意服药或怀疑自己的尿样或血样受到了污染，这类理由都很少能上诉成功，即使成功了，往往也只能获得禁赛处罚的减轻而已，而不能获得完全免于处罚。

反兴奋剂条例的政策和规则制定过程非常匆忙，因为在瑞士洛桑的那次会议上，体育界的领导和政府官员们都满怀危机意识，反兴奋剂议题是他们当时关注的焦点，心情急迫。他们也几乎没有与运动员们做过任何讨论，而受该条例影响最大的却正是运动员们。当时，通过检测和处罚来打击作弊行为，并通过教育举措来建立预防体系，看起来世界反兴奋剂机构似乎在反兴奋剂的战争中已经取得了一些进展。世界反兴奋剂机构看上去是独立的组织，它建议所有国家或地区都建立一个独立的反兴奋剂组织。世界反兴奋剂机构的领导人，还寻求各国政府的政治支持和资金资助，2007年，世界反兴奋剂机构得到了联合国教科文组织的支持，随后提出了一份公约，号召各国政府来签字，以支持为"纯洁体育"而战。这样一来，世界反兴奋剂机构就得到了各国政府和国际体育界最高层的支持。世界反兴奋剂机构还垄断了开发反兴奋剂的检测办法和制定有关规则的权力。例如，从2009年开始，针对使用提高成绩药物的处罚禁令又被延长了，初犯即被禁赛四年。

取得成效

在2004年的雅典夏季奥运会上，兴奋剂的使用问题变得更加严重。它始于东道主的一桩全国性丑闻，涉及两名备受瞩目的希腊短跑运动员科斯塔斯·肯特利斯（Costas Kenteris）和卡特琳娜·塔努（Katerina Thanou）。在2000年奥运会上取得成功后，两人都有希望在本届奥运会上各自的项目中再获奖牌。悉尼奥运会上，肯特利斯获得了200米比赛的金牌，塔努拿到了100米比赛的银牌。由于成功代表了希腊，肯特利斯被安排在本届开幕式上点燃奥运圣火。然而，当已经确定要对这两名运动员进行反兴奋剂的药物检测时，他们人却不在奥运村里。当后来照片显示，他们是在一次摩托车事故中受伤，住进医院而未能出现在奥运村，这一案件就成了全世界的新闻。他们声称，交通事故是在他们匆忙返回奥运村的时候发生的。由于两人的说法互相矛盾，因此有人怀疑他们是伪造了撞车事故，以此逃避药物检测。后续，有人对此进行了详细报道。

　　随后，他们在医院里待了四天，然后才去面对国际奥委会纪律小组的盘问，最后纪律小组敦促他们在全球舆论的旋风中退出赛事……来自希腊代表队官员和希腊奥委会官员的各种不同说辞，也迅速削弱了人们对运动员及其教练的支持，这两名运动员和他们的教练都面临着更多的指控，包括策划摩托车撞车事故和向警方提交虚假报告[9]。

尽管事件的真相尚不清楚，但这一争议持续了两年，直到这两名运动员承认使用了提高成绩的药物，并因此被禁赛两年。希腊田径联合会谴责了这两名运动员，并对他们的教练也做出了禁赛四年的处罚。在这一丑闻之后，肯特利斯没有再参加任何体育比赛，而塔努虽然重返了赛场，但她的体育生涯未能再现往日辉煌。

对美国体育界使用兴奋剂的调查开始显示，在最高水平的体育运动中，兴奋剂的使用仍然是一个问题。一种新的类固醇，四氢孕三烯酮（THG），是由湾区实验室合作组织（BALCO）的帕特里克·阿诺德（Patrick Arnold）和维克多·孔特（Victor Conte）这两人研制生产的。THG，也被称为"清道夫"，在反兴奋剂检测中是检测不出来的，孔特设计了一套改进后的策略，可以防止运动员用药后被发现。几名知名运动员，被发现在多个运动项目中使用了这种兴奋剂，包括棒球、美式橄榄球和田径。这一使用兴奋剂的计划之所以被发现，是因为有人告发并提供了相关证据，心怀不满的教练特雷弗·格雷厄姆（Trevor Graham）向美国反兴奋剂机构提交了一个含有 THG 的注射器。格雷厄姆的手下有一名运动员，名叫玛丽安·琼斯（Marion Jones），她曾多次获得奥运会和世界锦标赛的金牌。她后来因与 BALCO 有关的支票欺诈罪名成立，被判入狱，在联邦监狱服刑 6 个月。

BALCO 事件的余波，是一个全国性的丑闻，特别是当它也牵涉到了美国的职业体育运动员，尤其涉及了棒球运动员。这一事件甚至让美国总统乔治·沃克·布什在 2004 年的国情咨文中，也提到了这个问题。

　　为了帮助我们的少年儿童做出正确的选择，他们需要好的榜样。体育运动在我们的社会中扮演着如此重要的角色，但令人遗憾的是，职业体育运动中的某些人并没有树立良好的榜样。在棒球、橄榄球和其他

运动中，使用类固醇等提高成绩的药物是危险的，它
传递了这样一种错误信号——成功都有捷径可走，成绩
比人格更重要。所以今晚我呼吁，球队老板、工会代表、
教练员和球员们，都能发挥带头作用，发出正确信号，
我们要下定决心，铲除类固醇 [10]。

这一呼吁，也与世界反兴奋剂机构正努力在奥运项目
中采取的措施遥相呼应。在布什总统呼吁采取更严厉的反
兴奋剂措施之后，美国国会于 2004 年通过了《合成代谢类
固醇控制法》(Anabolic Steroids Control Act)，该法案扩大
了监管范围，合成代谢类固醇也因此被纳入了监管。

有组织使用兴奋剂仍在继续

反兴奋剂战争升级的一个意想不到的结果是，有组织
的兴奋剂使用情况变得更加复杂。一旦世界反兴奋剂机构
认可的实验室能够检测出痕量物质，而且赛外检测变得更
加频繁，那么传统的那种逃避检测的"洗脱期"方法就行
不通了。这就意味着需要新的策略来对付药物检测。支持
世界反兴奋剂机构的科学家们，研发出了一种新方法，该
方法专门针对几个月内或几年的时间里监测血液水平，以
发现那些特定标志物的变化情况，而这些标志物可以用来
评估兴奋剂的使用情况。这种"运动员生物护照"(ABP)，

于 2008 年推出。既然战争的一方对人体生长激素、促红细胞生成素（EPO）和血液兴奋剂，都引入了 ABP 和新的检测方法，那么战争的另一方就同样有决心用新的方法来维护自己的利益。BALCO 案例表明，服药者要打败检测者的决心有多么大。他们使用了反兴奋剂监管机构还不知道的一些新药，如 THG，以及那些还没有经过检测的药物，如胰岛素。维克多·孔特（Victor Conte）教唆运动员如何逃避药检人员，方法就是不回复药检人员的电话，并隐瞒自己的行踪。根据世界反兴奋剂机构的规定，运动员不会因为错过一次检测而受到处罚。

英国短跑运动员钱伯斯（Dwain Chambers）的经历，突显了运动员们是如何被这一规定的漏洞所吸引的。他对自己一系列的比赛成绩感到失望，然后他听说了 BALCO。孔特告诉他，他需要服用更多提高能力的药物，并向他保证他不会被抓。在特雷弗·格雷厄姆的证据引发了大规模的调查之后，钱伯斯才被发现，并因而需要参加一次赛外检测。结果钱伯斯被禁赛两年。在他被处罚之后，孔特才给他写了一封信，向他解释了给他的那些药物和用药步骤。钱伯斯在他的自传中写道，他不懂兴奋剂，也不懂什么是"禁用物质和禁用方法清单"，他需要依赖孔特和阿诺德这样的专家的支持。

您的提高运动能力的药物计划包括以下 7 种违禁

物质：THG、睾酮 / 表睾酮膏、EPO（Procrit，普罗克瑞）、HGH（Serostim，重组人生长激素）、胰岛素（Humalog，优泌乐）、莫达非尼（Provigil，不夜神）和碘甲腺氨酸（liothryonine，别名碘赛罗宁），是甲状腺激素的一种合成形式（Cytomel）[11]。

在写给钱伯斯的信中，孔特详细描述了每种药物的使用方法和专门用途，以及每种物质在比赛和休赛期最有效的大致时间表。信中还解释了，为什么有这么多运动员能够通过赛外的反兴奋剂检测。主要方法就是用各种借口躲避药检人员，直到某种物质不会再被检测出来为止。这些办法就包括，如果担心检测结果可能会阳性，那么就要有策略性地错过那次检测，这在反兴奋剂的规则中是允许的，直到现在也允许。

在此期间，国际田径运动一直受到兴奋剂问题的困扰。然而，在对储存的样本和分析记录进行调查后，有关证据要到 2015 年才会公布。虽然 ABP 的协议和规则仍在制定中，但在 2002—2011 年，国际田联从 208 个国家的 5000 多名运动员身上采集了血液样本。这些数据显示出非常高水平的可疑血液值，这种高水平的值可能只有通过人工方法，如促红细胞生成素或血液兴奋剂，才会做到。《泰晤士报》也曾就本次调查结果进行过报道。

在世界锦标赛和奥运会的耐力比赛项目中，有三分之一的奖牌，包括55枚金牌，都是由那些在职业生涯中提供了可疑血样的运动员获得的。

伦敦奥运会上颁发的10枚奖牌，是由血液检测结果可疑的运动员获得的。

俄罗斯有超过80%的奥运和世界冠军奖牌，都是由可疑的运动员获得的。

肯尼亚以盛产世界上最伟大的长跑运动员而闻名，但该国有18块奖牌，是由被判定为血液检测结果可疑的运动员获得的[12]。

当按国家类别进行分析时，我们发现，兴奋剂的使用确实是一个全球性问题。结果表明，有很大比例的一些国家的运动员检测结果可疑，俄罗斯（30%）、乌克兰（28%）、土耳其（27%）、希腊（26%）、摩洛哥（24%）、保加利亚（22%）、巴林（20%）、白俄罗斯（19%）、斯洛文尼亚（16%）、罗马尼亚（13%）、巴西（12%），还有很多其他国家，只是可疑的程度略低一些。尽管已经有了兴奋剂检测方面的诸多进展，也有了严格的规则和严厉的处罚，但仍有这么多运动员逃脱了兴奋剂的检测，这让人们对反兴奋剂体系所声称的要根除兴奋剂的真实性产生了质疑。

这种使用兴奋剂的严重程度，在其他方面也暴露了出来。2011年，一项针对参加两项国际田径赛事运动员的调查，为反兴奋剂工作的现状提供了进一步的证据。研究人员调查了参加两项田径赛事的 2167 名运动员：2011 年 8 月在韩国大邱举行的第 13 届国际田径联合会世界锦标赛（WCA），以及 2011 年 12 月在卡塔尔多哈举行的第 12 届泛阿拉伯运动会（PAG，四年一次）。该项调查采用了随机应答法，该方法基于对问题的回答，使用随机工具来模拟流行情况，这种方法的好处是可以提供更大的匿名性保证，并减少社会偏见反应的风险。结果调查发现，有 44% 的运动员承认，在过去的 12 个月里使用过兴奋剂物质或兴奋剂方法 [13]。

这种使用兴奋剂的普遍程度，也影响了 2012 年的伦敦奥运会。在本届奥运会比赛期间，只有 9 名运动员的药检呈阳性。然而，根据源自俄罗斯兴奋剂丑闻的新证据（我们稍后会讨论这一问题）和新的检测方法，在比赛期间提供的 5000 多个样本已被重新检测。到 8 年的时效期结束之时（2015 年版的《世界反兴奋剂条例》又将时效期提高到了 10 年），结果证明 2012 年的奥运会上，共有 139 名运动员被发现服用了兴奋剂，并被取消资格和禁赛。这与 2008 年的奥运会相比，阳性人数增长明显，那一年只有 81 名运动员被取消资格或禁赛。在世界反兴奋剂机构被授权在赛事结束后进行回顾性调查和二次检测样本之后，这两届奥运会的兴奋剂检测呈阳性的运动员人数，都远远超过了以往的任何一届。在 2012 年的奥运会上，被发现服用兴奋剂的运动员总数包括 39 名奖牌获得者，其中 13 人获得了金牌。

俄罗斯的兴奋剂案例最多（46 起），其次是乌克兰（17 起）、白俄罗斯（15 起）和土耳其（14 起）。检测呈阳性的运动员人数最多的运动项目，是田径（91 人）和举重（34 人）[14]。2012 年伦敦奥运会曾标榜自己是有史以来最干净的一届奥运会，但有众多运动员和奖牌得主在比赛期间服用了兴奋剂，只是当时没被发现。这一消息的曝光，使得伦敦奥运会的遗产遭到了彻底破坏。鉴于对样本进行二次检测这种措施极具成效，从 2015 年开始，样本采集后的有效时间又被延长到了赛后 10 年。

自行车运动：深陷泥淖，需要变革

当兰斯·阿姆斯特朗（Lance Armstrong）在 2005 年环法自行车赛中第七次夺冠之时，他说："我要对那些不信任我的人、愤世嫉俗的人和怀疑论者说，我为你们感到遗憾。我很遗憾，你们不相信奇迹[15]。"当他退役的时候，看起来他曾受到的关于他使用兴奋剂的那些指控都将不复存在，因为没有阳性检测或其他分析证据表明，他在职业生涯中服用过药物。总之，他从来没有被抓住过。

各种图书、纪录片、新闻采访和报道文章，都详细描述了他如何一步步走向名誉扫地的细节。众所周知，他在接受奥普拉·温弗瑞（Oprah Winfrey）的黄金时段电视采访时，高调承认服用了兴奋剂。有多个关键时刻，加速了他的坠落，

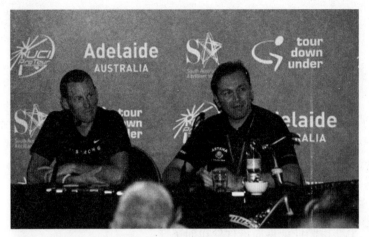

兰斯·阿姆斯特朗（左）和车队经理约翰·布鲁尼尔（摄于 2009 年，阿姆斯特朗复出赛季）

使他风光不再。但他不但没有退役，反而在 2008 年重返赛场，让自己重新成为人们关注的焦点，不过这让他与前队友弗洛伊德·兰迪斯（Floyd Landis）产生了冲突。兰迪斯在 2006 年赢得环法自行车赛冠军后，睾酮检测呈阳性。伴随着阿姆斯特朗使用兴奋剂的第一手经历被爆出，包括兰迪斯、泰勒·汉密尔顿（Tyler Hamilton）、乔治·辛卡皮（George Hincapie）、弗兰基·安德鲁（Frankie Andreu）和前女按摩师艾玛·奥莱利（Emma O'Reilly）等的使用兴奋剂计划的细节也开始浮出水面，之后，美国反兴奋剂机构就掌握了足够的证据，并在 2012 年发布了一份关于以阿姆斯特朗为首的整个车队使用兴奋剂的报告。这份报告是建立在联邦调查局的调查，以及记者戴维·沃尔什（David Walsh）和皮埃尔·巴雷斯特（Pierre Ballester）的工作基础上的。

以阿姆斯特朗为首的车队，在两名医生的建议下，开始他们的兴奋剂使用计划，其中最主要的就是医生米歇尔·法拉利（Michele Ferrari）。提交的很多证据都将阿姆斯特朗与这位医生联系在一起，包括就诊和转账记录。法拉利医生被罚终身禁止参加体育赛事。可见，自从"飞士天"的丑闻以来，除了对传递药物和逃避赛外检测变得更加小心谨慎之外，情况并没有太大的改观。本案也是第一个基于非检测性证据而进行处罚的案件。

2006 年 5 月，西班牙警方突袭了尤菲米亚诺·富恩特斯（Eufemiano Fuentes）的诊所，发现了服用兴奋剂的证据，而且具有高度的组织性。对富恩特斯诊所及其行医记录的调查，源于自行车选手赫苏斯·曼萨诺（Jesús Manzano）在 2004 年提供的证词。这一证词直接与富恩特斯所担任队医的卡尔梅队有关。据报道，在富恩特斯的一间公寓里，有大约一千剂合成代谢类固醇和激素被查获，还有两百包血液、加工材料、冷冻设备和输血材料[16]。

不过，发现还有其他人参与其中，西班牙警方接着又逮捕了几人。一些顶尖的自行车选手最终也承认服用了富恩特斯提供的兴奋剂，但其他许多也被怀疑服用了这种药物的人，由于缺乏证据而没有被禁赛。富恩特斯还声称，他也曾与国际足球和网球运动员合作，但由于法律管辖权

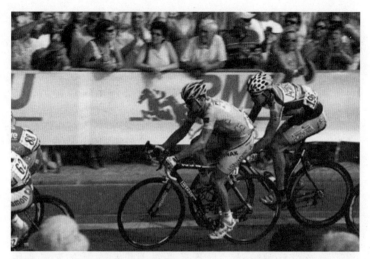

弗洛伊德·兰迪斯（中）参加2006年环法自行车赛

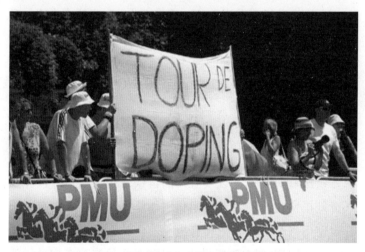

2006年的环法自行车赛，体育爱好者们在抗议使用兴奋剂

方面的问题，并未就此展开进一步调查。2013 年，西班牙一家法院裁定，含有兴奋剂证据的血袋应该被销毁。经过漫长的法庭斗争，世界反兴奋剂机构获准对 215 个被查封的血袋进行检测分析。然而，这并没有得出反兴奋剂机构所希望的结论。

此后，经过多次拖延，世界反兴奋剂机构才拿到那些被怀疑的运动员的血袋，以便从中提取 DNA。世界反兴奋剂机构表示，他们在 8 月份结束了这轮波多黎各调查。总共有 11 名运动员（10 名男性、1 名女性）的身份已被确认，世界反兴奋剂机构在其年度报告中证实了这一点。不过，由于 10 年诉讼时效已过，这些人的名字将不再被公开。目前的世界冠军亚力山卓·瓦尔韦德（Alejandro Valverde），是唯一因为"波多黎各调查"而受到处罚但至今仍活跃在最高水平赛事的自行车选手，39 岁的他在最近举行的环西班牙自行车赛中获得亚军 [17]。

有了这些案件的前车之鉴，职业自行车赛都已经在想方设法避免类似大规模丑闻的再次发生。当然，世界反兴奋剂机构实施的监管规则和更加坚定的调查，也有助于打击使用兴奋剂的医生和有组织的作弊。雄激素结合蛋白（ABP）还为检测人员提供了另外一种手段来追查案件，就如同推着吹哨人继续前进一样。这项运动的管理机构国际自行车联盟（UCI），也对反兴奋剂采取了更集中的措施。有人曾经指责，UCI 的领导层默许了兰斯·阿姆斯特朗（Lance Armstrong）和他的队友（当然也包括在某种程度上也使用了兴奋剂的其他车队）一直在采用 20 世纪 90 年代末就被曝光了的那种兴奋剂模式[18]。还有一些车队在反兴奋剂问题上采取了比较积极主动的态度，一些车队还集体发起了"诚信自行车运动"的活动。总部位于英国的"天空队"（Team Sky）虽然没有加入该活动，但它建立了自己的内部规则，即它不会聘用任何曾被发现服用兴奋剂的自行车选手或教练。在 21 世纪 10 年代中期，自行车运动仍然面临着使用兴奋剂的指控，尽管问题的规模与之前的案件有所不同。其中最有名的一个案例就是沙丁胺醇（舒喘灵）超标案，克里斯·弗鲁姆（Chris Froome）的检测结果呈阳性，这与他的哮喘吸入器有关。他因此被罚禁赛 7 个月。不过，在药检阳性 9 个月后，他就获得了清白。

俄罗斯危机

在经历了 15 年的相对成功之后，世界反兴奋剂机构面临的最大挑战，是从 2005 年中期到 2016 年俄罗斯运动员系统性地服用兴奋剂，这一问题被多项调查和纪录片《伊卡洛斯》（*Icarus*）曝光。关于到底有多少运动员参加了这个计划，仍然存在一些争议。在为世界反兴奋剂机构撰写的报告中，理查德·麦克拉伦（Richard McLaren）说，有1000 多名运动员从该计划中"受益"，这一评论引起了国际媒体的关注。由于俄罗斯反兴奋剂实验室的前负责人格里戈里·罗琴科夫（Grigory Rodchenkov）担心自己的生命安全而躲在美国，这样一来，就连处于阴谋中心的关键人物也引发了争议[19]。俄罗斯被禁止以官方名义参加许多国际体育赛事和奥运会，尽管运动员可以在奥运会上以个人名义参赛。经世界反兴奋剂机构认证过的俄罗斯实验室，一直是此次掩盖事件的核心，该实验室使用各种手段，来掩盖兴奋剂检测结果呈阳性。据称，俄罗斯的秘密警察部门也曾参与协助兴奋剂使用计划，特别是在 2014 年俄罗斯索契冬季奥运会期间。在众多被揭露的事实中有这样一种操作——俄罗斯人找到了一种方法，可以打开运动员的尿样（血样）样本瓶（样本瓶的设计本该防篡改），更换里面的东西，然后再重新密封，而不会引起任何方面怀疑他们做了手脚。俄罗斯人还有一个更复杂的样本调换操作，他们通过实验室墙上的一个洞口，把样本瓶调换到隔壁的影子实验室，这样现场观察员就很难发现样本瓶已被调换。

上述事件在法律上和政治上所产生的余波，充满了各方既得利益者的争论和诉求。一些人辩称，由于俄罗斯的兴奋剂使用计划的范围太广，几乎所有俄罗斯运动员都是被迫参加的。不过，俄罗斯运动员发起的洗清自己名声的法律程序，也让他们中的许多人得以被排除在全面比赛禁令之外。还有一些知名运动员表示，他们对俄罗斯没有受到更多处罚而感到失望。世界反兴奋剂机构下属的运动员委员会主席、加拿大运动员贝琪·斯科特（Beckie Scott）表示，她希望禁止俄罗斯参加奥运会，因为俄罗斯人的做法"不仅是对那些遵守比赛规则的人的嘲弄，也是对那些制定和维护比赛规则的人的嘲弄[20]"。

这次丑闻，既反映了 20 世纪 80 和 90 年代民主德国的药物事件，也印证了人们对苏联时期兴奋剂使用计划的猜测。世界反兴奋剂机构之所以成立，正是要杜绝这种情形。这表明，如果相关人员都参与了腐败，那么经过精心策划的兴奋剂制度，就仍有可能在世界反兴奋剂机构的严密监视之下继续存在。毫无疑问，世界反兴奋剂机构不可能在所有时间、在所有国家，同时开展工作，它不可能做到事事亲力亲为，它需要依赖当地的领导人、医生、科学家和其他人对反兴奋剂工作的支持，而不是破坏和干扰。对有些人来说，全球体育赛事的成王败寇利益攸关，诱惑太大以至于无法抗拒。

显然，具有讽刺意味的是，俄罗斯的有组织、大规模使用兴奋剂的计划可以大行其道，而与此同时，其他运动员却因大规模、无情的反兴奋剂计划而遭受痛苦。他们继续忍受着尿液检测的人身羞辱、赛外检测的日常监视、对轻微违规的过度惩罚，以及因样本污染或缺乏教育而导致的意外阳性检测。这些问题，也越来越多地影响到了业余运动员。俄罗斯丑闻表明，采取如此严厉的反兴奋剂措施的初衷和理由，就是一个荒诞的传说——有再多的检测和再严厉的处罚，体育比赛也不可能变得干净和纯洁。

虽然有些人认为，应该对这起丑闻采取更严厉的惩罚措施，尤其是对幕后主使和包庇他们的国家，但我们下一章的重点，将探讨世界反兴奋剂机构的做法是如何对运动员造成不公影响的。我们提出了一些建议，目的是改善反兴奋剂政策的制定过程，使之能够朝着有利于运动员的方向发展。运动员的声音需要有人听见，运动员需要参与规则的制定过程，运动员不能总被视为嫌疑犯。

参考文献

［1］ IOc, 'Major Advances in the Fight Against Doping Meant that the Olympic Games Sydney 2000 Represented a Landmark Moment for the Olympic Movement, in Several Ways', www.olympic.org,20 November 2020.

［2］ 'The 2000 Olympics: Games of the Drugs?', *CBSNews*, 31 January 2002.

［3］ Ibid.

［4］ V. Chaudhary, 'Bitter Pill as Tiny Gymnast Loses Gold', *The Guardian*, 29 September 2000.

［5］ T. Humphries, 'Drug User's Power of Positive Thinking', *Irish Times*, 10 July 2000.

［6］ J. Christie, 'Six Austrians Banned from Olympics in Turin Doping Scandal', *Globe and Mail*, 25 April 2007.

［7］ 'Ferdinand Banned for Eight Months', *The Guardian*, 19 December 2003.

［8］ World Anti-Doping Agency, 'Fundamental Rationale for the World Anti-Doping *Code', World Anti-Doping Code* (Montreal, 2021), p. 13.

［9］ K. Grohmann, 'Sprinters' Doping Saga Still Haunts Greece', *Reuters*, 8 July 2008.

［10］ 'Bush Calls for Anti-Doping Effort', CNN, 21 January 2004.

［11］ V. Conte, cited in BBC, 'Conte's Prescription for Success', www.bbc. co.uk/news, 16 May 2008.

［12］ J. Calvert, G. Arbuthnott and B. Pancevski, 'Revealed: Sport's Dirtiest Secret', *The Times*, 2 August 2015.

［13］ R. Ulrich etal., 'Doping in Two Elite Athletics Competitions Assessed by Randomized-Response Surveys', *Sports Medicine*, XLVIII/1 (2018), pp. 211–19.

［14］ D. Mackay, 'Record Number of London 2012 Disqualifications Shows Justice Been Served, WADA President Claims', www.insidethegames. biz, 13 August 2020.

［15］ T. Fordyce, 'Lance Armstrong: Fall of a Sporting Hero', www.bbc. co.uk/news, 11 October 2012.

［16］ L. Clarke, 'Spanish Cycling Speaks Out over Saiz', *Cycling News*, 24 May 2006.

［17］ BBC, 'Operation Puerto: Spanish Legal System "Thwarted" Anti- Doping Investigation', www.bbc.co.uk/news, 26 September 2019.

［18］ 'UCI Announces Anti-Doping Measures in Response to CIRC', www. velonews.com, accessed 6 September 2021.

［19］ L. Ostlere, 'McLaren Report: More Than 1,000 Russian Athletes Involved in Doping Conspiracy', *The Guardian*, 9 December 2016.

［20］ A. Ybarra, 'Beckie Scott, WADA Athletes Committee Calls for Full Russian Ban', *Associated Press*, 8 December 2019.

第8章

反兴奋剂工作的问题与建议

近几十年来，体育运动经历了很多重大变化和发展，包括它的竞争方式、消费方式及在全球媒体上的表现方式。反兴奋剂工作也不例外。自20世纪60年代以来，反兴奋剂机构对运动员服用兴奋剂违规行为的监管和惩罚权力，一直在不断扩大和增强。在世界反兴奋剂机构的领导下，人们试图实现"干净体育"的目标，其出发点是一种令人不安的、各种手段的大杂烩：说服、预防、恐吓和禁赛。世界反兴奋剂机构的职权已经超出了运动员的范围，还包括了运动员的辅助人员，在某些情况下还包括了运动员的父母。监管和惩罚的范围，也已经从精英运动员扩展到休闲娱乐运动和分年龄组的比赛选手。"禁用物质和禁用方法清单"越来越长，而科学检测和分析也变得更加熟练，能够发现被禁用物质的微小痕迹，或者血液值的短时间波动，而所有这些迹象都可以被认为是由使用兴奋剂引起的。对初犯的禁赛处罚已经增加到四年，没钱的运动员往往无法上诉，即使那些有钱的运动员，上诉成功的可能性也不大。

人们给了反兴奋剂工作以多种授权，但它是否能有效地确保体育运动变得干净起来，目前还不好下结论，因为还没有一个可靠的调查研究，能够真实地反映出其有效程度。而鉴于每年还都有数百名运动员被发现服用了兴奋剂，那么显然，药物监管机构遗漏了更多的在不同年龄段和不同竞技水平的运动员，他们也使用了提高能力的药物。事实上，过去二十年的很多案例表明，还有一些体育组织和运动员，甘愿冒险与药物监管规则对抗。因此，不难理解，很多运动员和包括广大体育迷在内的其他利益相关者，对这一全球性的药物监管政策到底有多大成效，都心存疑虑。

在世界反兴奋剂机构的权力触角不断扩张的同时，运动员在反兴奋剂体系中的遭遇也成了问题。有多起案例明确显示出，那些过于激进的处罚决定，严重损害了运动员的职业生涯和生活质量。已经有多起自杀或企图自杀的案例，可能都与运动员的困境有关，他们被处罚之后，无法面对公众的羞辱和自己职业前途的毁灭。

在本章中，我们将评估反兴奋剂工作的无效性，给出运动员被过度惩罚的研究案例，然后提出建议来解决这些明显棘手的问题。我们还将探讨，如何使反兴奋剂工作以一种更合理、更人道的方式发挥作用，这是基于对"干净体育"可能是什么样子，以及如何将其付诸实践的更恰当的认识。虽然我们提出了一些建议，但我们的主要想法是，应该咨询、倾听、尊重和鼓励运动员，就他们想要什么样的政策及如何实现它，发表意见，分享观点。毕竟，体育离不开运动员，而反兴奋剂工作一直被认为是运动员的最大关切点所在。目前自上而下的药物监管模式的发展，剥夺了运动员的相关权力。我们建议对各个竞技领域的运动员，都进行更加开放和民主的接触。让我们先来看一看目前局面的矛盾所在。

反兴奋剂工作的无效性

2019 年，也就是创立世界反兴奋剂机构的瑞士洛桑会议的二十年后，社会科学界研究反兴奋剂工作的两位顶尖学者伊万·沃丁顿（Ivan Waddington）和维尔纳·穆勒（Verner Møller）对此发表了看法。

世界反兴奋剂机构的政策制度，代表了一个错失的机会。因为它非但没有为反兴奋剂工作带来一些新思路或提供新的途径，反而在很大程度上只是在重复和强化那些在控制体育运动中使用药物方面有着长期失败历史的政策[1]。

我们在本书前面几章中详细讨论过的那些案例，它们所代表的兴奋剂使用的规模表明，尽管世界反兴奋剂机构制定了教育、检测和处罚的全球框架，但兴奋剂的使用仍在继续，对于有组织的兴奋剂使用来说尤其如此。最近几十年的那些丑闻，只不过是被发现的系统化使用兴奋剂的一些个例，那些最成功的兴奋剂使用体系都是不为人知的。组织和实施一个高水平的兴奋剂使用体系，只需要一伙带头人的同谋和支持即可以实现。世界反兴奋剂机构没有对每个国家都进行调查的资源或权力，在很大程度上它要依赖当地的反兴奋剂组织来监督和制止任何可能的兴奋剂行为。我们知道，在体育的许多领域，腐败现象一直存在，特别是在赚钱的机会方面。反兴奋剂的规则很容易被破坏。

最典型的例子就是罗马尼亚。正如世界反兴奋剂机构的《体育诚信倡议》报告显示，该国的国家反兴奋剂机构（NADA）指示布加勒斯特实验室，掩盖兴奋剂检测阳性结果，至少涉及三名运动员。这种腐败现象非常普遍。

> 该指示是由格拉济耶拉·艾琳娜·瓦贾拉（Graziela Elena Vâjială）博士下达的，她是 NADA 从 2005 年成立到 2019 年 1 月期间的主席。NADA 称，她"应要求"退休后，由帕维尔 - 克里斯蒂安·巴拉杰（Pavel-Christian Balaj）接替职位。该报告还发现，NADA 的总干事瓦伦蒂娜·亚历山大雷斯库（Valentina Alexandrescu）"往

好里说，她是故意对瓦贾拉主席的不当行为视而不见；往坏里说，她是一个主动的同谋"。而且亚历山大雷斯库在巴拉杰接替瓦贾拉成为 NADA 主席之后，直到 5 月 14 日仍然受雇于 NADA。世界反兴奋剂机构在其 5 月 16 日的基金会董事会会议上，作为第 12.4 号议程提交的报告中，建议将这两人都予以免职。

《体育诚信倡议》收到了一名举报人的报告，并给出了以下解释。

本倡议基于 2017 年 11 月早些时候的一份报告。该报告发现，布加勒斯特实验室的前主任和副主任，瓦伦丁·波普（Valentin Pop）和米雷拉·佐里奥（Mirela Zorio），他们在第三方的指示下掩盖了两项不良分析结果（AAFS）。报告将这个"第三方"认定为 NADA，而 NADA 当时就在瓦贾拉的领导之下[2]。

反兴奋剂工作的一个核心悖论，也是我们对它采取批判态度的一个关键原因——世界反兴奋剂机构及其利益相关者几乎都不信任运动员，让运动员遭受各种形式的侵犯性监控和惩罚，哪怕是最轻微的一点违规行为也会受到严厉惩处，但同时却假定体育组织的领导人、检测实验室的主任和药物检察官都是可以信任的，认为他们都会认真履行职责，遵守规则。俄罗斯丑闻表明，高层体育官员和反兴奋剂工作人员，都可以联手操纵反兴奋剂体系，特别是在他们国家的政客和警察的支持之下。

一些单项体育联合会的内部，也发现了如此程度的腐败。1999—2015年担任国际田联主席的拉明·迪亚克（Lamine Diack），曾直接参与掩盖兴奋剂案件，并为此接受贿赂。2020年，有人透露，他曾制定了一个阴谋计划，只要运动员掏钱，他就可以让兴奋剂阳性结果消失，他美其名曰"全面保护"。换句话说，正是这个本职工作原本应该要确保运动员都不使用药物的关键人物，建立了一个管理严密的、无异于敲诈勒索的体系，通过允许服用药物的人参加重大体育赛事，极大地助长了使用兴奋剂的不良风气。

俄罗斯马拉松运动员莉莉娅·舒布霍娃（Liliya Shobuk-hova），就被卷入了这一骗局。对她的调查发现，她在2012年奥运会前，向国际田联高级官员支付了45万欧元，以掩盖她服用兴奋剂的证据。2014年被禁赛之后，舒布霍娃最终成为调查中的揭发者，并牵连到据说向她提供禁赛保护的国际田联的高级官员。调查人员发现，总共还有22名俄罗斯运动员，也为了同样的服务而花了钱，金额从10万欧元到60万欧元不等，总额高达320万欧元。这些运动员实际上是想花钱掩盖自己服用兴奋剂的证据，以便参加2012年奥运会和一年后在莫斯科举行的世界锦标赛。为了实施这一腐败过程，迪亚克和他的儿子帕帕·马萨塔·迪亚克（Papa

Massata Diack），还向国际田联医疗和反兴奋剂部门的前主管加布里埃尔·多莱（Gabriel Dollé）支付了 20 万欧元。从这一案件我们再次看到，负责直接管理反兴奋剂工作的那个人，往往实际上是在暗中破坏它。该组织内部的腐败现象更为泛滥，迪亚克的儿子就是其中心人物。据报道，案件涉及的挪用资金高达 1500 万欧元。在拉明·迪亚克的这一刑事案件中，法官在 2020 年总结如下。

> 在判处老迪亚克四年监禁（其中两年缓刑）并罚款 50 万欧元后，法官罗斯-玛丽·于诺（Rose-Marie Hunault）在巴黎的法庭上指出："有人支付了 320 万欧元，来换取一个'全面保护'的阴谋计划。"她补充说，该阴谋允许那些本应被禁赛的运动员能够"彻底而干净利落地逃避处罚。你（老迪亚克）违反了游戏规则[3]。"

其他类型的证据似乎也表明，世界反兴奋剂机构的检测过程是无效的。采用随机应答法（旨在确保应答者的保密性）的社会科学调查都一致表明，服用兴奋剂的流行程度，要远远高于世界反兴奋剂机构的年度检测统计报告中所通常显示的 1.5% 左右。根据不同的体育项目和不同的国家，各个调查结果显示，兴奋剂使用的实际流行程度从 3% 到 40% 不等。虽然这些结果可能会因调查中所问的问题有所夸大，因为这些问题大多是泛泛而问，比如在过去 12 个月里或你的一生中是否使用过违禁药物等。尽管如此，这些调查的一系列结果非常一致，它们还是揭示了使用兴奋剂的可能普遍程度，这一结论非常令人不安[4]。

如果世界反兴奋剂机构的数据与真实的兴奋剂使用水平，存在如此显著的差异，那么就意味着有许多运动员服用了兴奋剂却没有受到惩罚。这可能有几种原因。运动员可能使用了兴奋剂药物或兴奋剂方法，但在可能被发现的时期内没有接受检测。他们可能是有计划地这样做的，包括制定策略，在他们可能被检测出阳性时躲避了检测。如果真是这样，他们就是聪明地瞒过了检测者。又或者，他们可能生活在一个很少进行赛外检测的国家。检测费用是昂贵的，每项检测约需要 800 英镑，这意味着一些国家不资助全面的项目检测。也有可能是某个特定国家或某项体育项目，不希望暴露使用兴奋剂的问题，特别是对于那些顶尖的运动员，因此只会针对那些不太知名的运动员进行检测。又或者，检测者会把重点放在国际赛事的备战过程中，运动员会预测到这些备战赛事有多"干净"，因此就可能会提前很多时间服用兴奋剂，以便在训练季的早些时候就能生效。总之，不管是什么原因，教育、检测和处罚等反兴奋剂的策略，显然不足以阻止运动员及其辅助人员铤而走险，违反规则。

新冠病毒与反兴奋剂

在 2020—2021 年，由于新冠病毒大流行的影响，对有效实施志在威慑和抓获使用兴奋剂人员的检测计划来说，困难进一步加大了。世界反兴奋剂机构在 2020 年的一项调查中发现，有 91 个反兴奋剂机构已经完全停止了检测工作。英国就是一个例子，该国的检测从 2019 年的 2017 次，下降到 2020 年同期的 124 次。在具体的运动项目中，网球就是一个很好的例子：检测从以往每年 7793 次，下降到 2020 年的 3282 次。国际自行车联盟还报告说，赛外检测次数下降了 90%。记者安迪·布朗（Andy Brown）概述了这一情况，尽管他关于疫情对兴奋剂检测影响的宽泛论断还有讨论的余地。他认为："兴奋剂检测具有巨大的威慑作用。但从 2020 年 3 月开始，这种威慑作用已经减弱。体育界对运动员服用兴奋剂的常规预防措施，是在不断下降的 [5]。"不管检测是否会让一些运动员在服用兴奋剂时三思而行，但我们可以说，没有检测就可能会让某些运动员更加大胆，因为他们不服用兴奋剂的唯一原因就是害怕被发现。

兴奋剂检测工作在表面上看来似乎没有多大效果，这一点会影响到我们对反兴奋剂工作的理由、价值和作用的评价和判断。一种合乎逻辑的回答是，现有的反兴奋剂政策和措施可能并不完美，但如果采用其他方式，效果可能会更差。无论体育界、政府部门，还是关心体育的广大公众，没有谁会愿意接受彻底放开管制、允许大家随便使用兴奋剂的做法。围绕着"干净体育"的理念，人们早已达成了强大的共识，有很多人担心，如果允许兴奋剂敞开使用，那么体育运动的赛场，就会变成药剂师之间各显神通、自由厮杀的战场，其代价就是运动员的性命。因此，允许兴奋剂的自由使用，不可能是体育运动发展的选择——尽管以上这些担忧有些夸大，而且都是基于这样一种假设：一旦机会许可，那么所有运动员都会冒着健康风险去使用兴奋剂，去破坏体育竞技的诚信本质。

然而，人们为了追求"干净体育"这一幻想，或者说泡影，却让运动员们付出了高昂的代价。那种认为只要有机会，所有运动员都会使用兴奋剂的想法是错误的。关于兴奋剂的这场争论，必须超越关于"作弊""正直"和"健康"的简单判断，我们要转而意识到当前反兴奋剂制度中的缺陷和问题。只有从运动员的角度去理解反兴奋剂的工作，事情才能朝着更务实、更人道的方向发展。我们先来看看反兴奋剂工作是如何以过度惩罚的方式伤害那些无辜的运动员的。

间接伤害

我们将间接伤害定义为，无论什么情况下，一名运动员受到的禁赛处罚不是因为故意服用兴奋剂；又或者，运动员受到了严重夸大的禁赛处罚，并与其违反兴奋剂的实际情况不相称。这些案件都是基于个人责任和零容忍的政策，也就是所谓"干净体育"的代价。我们在这里只展示一小部分案例，因为大部分案例并没有进入公众视野。

正如我们前一章讨论过的，反兴奋剂检测实验室有可能犯错误。黛安·莫达尔（Diane Modahl）的经历表明，即使运动员有雄厚的资金来打官司，并且也能找到相关的科学专家出面支持，阳性检测结果依然很难被推翻或争议。近年来，有多位科学专家包括埃里克·博耶（Erik Boye）、乔恩·尼森 - 梅耶（Jon Nissen-Meyer）、托雷·苏格兰（Tore Skotland）、比亚内·法斯特鲁德（Bjarne Østerud）等，调查了促红细胞生成素（EPO）的检测过程。他们已经获得了五名被控使用 EPO 的运动员的实验室检测数据，这些运动员坚称，他们没有使用 EPO。判断一个运动员是有罪还是清白，其过程是复杂艰难的，不同的人可能有不同的解读，因为它是基于检测人员对检测数据和图表的主观看法。上述几位挪威科学家已经出面作证，支持其中的两名运动员是清白的，但无济于事，未能推翻之前任何的处罚决定。反兴奋剂机构的分析师对此也做出回应，但结果让这些科学家非常失望。

我们的观点就是，正如我们提交给哈迪·斯鲁尔（挪威拳击手）听证会的专家意见中所表达的，任何判定都需要对不同区域的凝胶染色水平进行定量的、客观的测量，即在代表正常的、生理性的 EPO 的条带区域中，有多少类似 EPO 的物质，在其上面的区域中又有多少（rEPO 区域）？只凭对凝胶染色的视觉观察就做出结论，那不科学。挪威反兴奋剂实验室的结果，以及我们的分析结果都清楚地表明：在这些运动员的尿样中，其 rEPO 区域所含的物质并不比对照样本中的多，对照样本为阴性样本[6]。

这几位挪威科学家尝试帮助的另一个人，是爱尔兰的长跑运动员斯蒂文·科尔弗特（Steven Colvert）。他因服用 EPO 而被禁赛两年，但他仍然宣称自己是无辜的。他的样本被实验室销毁了，所以没办法重新检测。唯一的证据就是当时的检测分析报告，显示 EPO 的水平数值并不高。和其他因服用兴奋剂而受到处罚的运动员一样，他的职业生涯也从未得以恢复。他对自己因此而遭受的长期耻辱、对其个人生活和职业前途造成的影响，深表忧虑。

我知道，我将永远都无法洗脱这个污名了，尤其是在互联网社会。这是你永远无法摆脱的东西。如果我去找工作，雇主们需要做的只是快速地上网一搜，一切都会清楚。如此反反复复、没完没了，这太令人难受了。但我理解那些质疑的眼神，这都是人的天性，对这些我只能接受，没有选择 [7]。

　　还有许多运动员指出，反兴奋剂科学让他们失望了。英国短跑运动员卡勒姆·普里斯特利（Callum Priestley），因瘦肉精（克伦特罗）的检测呈阳性而被禁赛两年。他声称，他不知道这种物质是如何进入他身体的，唯一可能是他有一次在南非的训练访问中吃的肉。这一处罚直接断送了他的体育生涯 [8]。2010 年，另一名运动员也因使用瘦肉精而被禁赛两年，他就是世界顶级职业自行车选手之一，来自西班牙的阿尔伯托·康塔多（Alberto Contador）。他被剥夺了两项重要赛事的冠军：2010 年环法自行车赛和 2011 年环意大利自行车赛。然而，他的样本中瘦肉精含量如此之少，以至于大多数实验室都没有足够灵敏的设备来检测出这个水平的瘦肉精。这突出了反兴奋剂检测的另一个问题：有许多药物是检测"存在"而不是其阈值水平。这意味着，不管那些微量物质是否不太可能对运动员的运动能力产生任何影响，但只要在样本中存在，不管数量多少，就算违规。像普里斯特利和其他运动员一样，康塔多也声称他的瘦肉精也来自食物。

　　这是极大的不公……我不在乎那些写在纸上的东西；我只在乎我自己的感受。这件事我将一辈子也忘不了。但这改变不了任何事情，那些关心我的人都知道，这是体育界发生的最大的不公正事件之一 [9]。

甚至一些日常的基本操作，也会严重影响到运动员。由于两个样本返回了不同的检测结果，墨西哥击剑运动员保拉·保利哥（Paola Pliego）未能被允许参加 2016 年的奥运会。6 月在巴拿马举行的泛美击剑锦标赛后，对她的 A 样本进行了首次分析，结果显示含有微量（540 纳克）莫达芬尼（Modafinil）。B 样本在另一个实验室进行了检测，结果为阴性。因此，她被证明没有任何不当行为，也没有被禁赛。但是这个错误的后果，导致她错过了奥运会 [10]。像击剑这样的项目，如果错失了参加奥运会的机会，可能会对运动员的职业生涯造成毁灭性的打击。

人们还担心，运动员可能会使用掩蔽剂以试图战胜药物检测者，这也导致了许多不公平的处罚决定。2003年，被视为最伟大的板球运动员之一的沙恩·沃恩（Shane Warne），因使用一种被禁止的减肥补充剂而被世界杯拒之门外，因为这种补充剂可能掩蔽类固醇的使用。尽管他解释说，是他的母亲在不知情的情况下给了他这些药片，他还是被禁赛了 12 个月 [11]。这篇文章并没有暗示他打算通过服用类固醇来作弊，因为类固醇会使他的肌肉力量变大，使他的投球动作变形，而他最擅长的就是旋转投球技术。

2006 年，美国钢架雪车运动员扎克·隆德（Zach Lund）以为，他可以继续像 7 年前一样使用非那雄胺（finasteride）

来治疗秃顶。他没有查看 2005 年最新版的《禁用物质和禁用方法清单》，其中就有非那雄胺。结果药物检测呈阳性，他被逐出 2006 年奥运会，并被剥夺了世界杯亚军的资格。到了 2007 年，非那雄胺又被从禁用清单中删除了。它曾被列为类固醇使用的潜在掩蔽剂，但世界反兴奋剂机构的科学家认为，它并没有这种功效[12]。换句话说，运动员忽略了禁用清单的更新，以及应用科学知识的前后不一致，使隆德错过了他职业生涯的巅峰期。

还有一个最出名的案例，就是网球明星玛利亚·莎拉波娃（Maria Sharapova）。她在很长一段时间内一直都在服用一种药物，却没有意识到它已经被列入了《禁用物质和禁用方法清单》，她因使用米屈肼（meldonium）而被禁赛。米屈肼是于 2016 年 1 月 1 日被列入禁用清单的。她声称，她不知道这一变化，她因健康原因持续服用这一药物已达 10 年之久。后来，她最初的两年禁赛期被减轻为 15 个月，但整个事件还是影响了她的事业发展和来自赞助商的收入。

运动员未能接受检测，也可能是导致过度处罚和因人而异的原因。英国运动员克丽丝汀·奥夫若谷（Christine Ohuruogu），因错过 2006 年的三次检测而被禁赛一年。相比之下，苏格兰链球运动员马克·德里（Mark Dry）竟然被禁赛 4 年，原因仅是错过了一次检测。他当时惊慌失措，谎报了自己当时的所在地。他因此而受的影响显而易见。

对我来说，这简直就等于"GAME OVER"。在经济上，我和我的家人为了替我辩护而付出了巨大的代价，我们真负担不起。但我不会因为穷就任人欺负。我知道自己不是什么体育明星，但这不是我这样做的原因。这不该是你有多少钱，或者有多大背景的问题，而是是非曲直的问题。他们对我的处罚是错的，这是个大冤案，它祸害不浅，令人失望和沮丧[13]。

作为回应，英国反兴奋剂机构的首席执行官妮可·赛普斯特德（Nicole Sapstead），为这一处罚决定进行了辩护。她说，德里"严重违反了"规则，"破坏了反兴奋剂程序，而这一程序是运动员和公众对干净体育运动抱有信心的基础[14]"。如果拿他的案子去与顶尖的自行车手莉齐·阿米斯特德（Lizzie Armitstead，后来改名叫莉齐·蒂格纳）相比，德里可能更会感到愤愤不平。莉齐·阿米斯特德一共错过了三次兴奋剂检测，本应被禁赛两年。这无疑是一个非常昂贵的申诉过程，高价聘请律师之后，阿米斯特德通过国际体育仲裁院（CAS）提出了上诉，CAS 根据导致她错过检测的具体情况，做出了有利于她的裁决，其中一次错过检测被认为是意外事件，另一次错过检测被归咎于后勤人员没有正确填写表格，还有一次错过检测是由于家庭原因导致临时更改计划。然而，妮可·赛普斯特德却在某种程度上对此持赞成态度，她说她同意 CAS 的裁决（与此同时也在等待其完整解释），并陈述了她自己总的观点："我愿意认为，我们还是一个讲道理的组织，我们不会故意找茬，跟运动员过不去，除非我们看到有这样做的理由[15]。"目前尚不清楚，如果不考虑德里由于没钱无法上诉这一点的话，那么德里的案子如何，以及为什么会受到这种区别对待。

更悲惨的事件发生在贾罗德·班尼斯特（Jarrod Bannister）身上，他的结局是自杀身亡。我们无法知道他为何做出这一决定。但我们知道，由于错过了几次反兴奋剂检测，他被禁赛20个月。其中一次，是因为一家酒店的接待人员告知检测人员，说他已经退房了。而他当时就住在酒店里，和队友合住一个房间，但房间是由澳大利亚田径协会预订的，所以班尼斯特的名字并不在预订名单上[16]。另一个因服用药物被禁赛而自杀的运动员是英国橄榄球联盟球员特里·牛顿（Terry Newton）。还有其他一些运动员，都说自己因此得上了抑郁症，如丹麦自行车手迈克尔·拉斯穆森（Michael Rasmussen）。虽然这些问题与被处罚之间的因果尚存争议，但很有可能是因为兴奋剂被禁赛，造成了他们在个人情绪上的困扰。

误用一种禁药，已经成为许多不适当案例的关键因素。某种用来治疗疾病、改善睡眠或缓解疼痛的物质，很可能就会导致被禁赛，尽管它对提高运动能力没有任何好处。挪威滑雪运动员特蕾莎·约豪格（Therese Johaug），在队医的建议下使用了一种唇膏来治疗严重的嘴唇疼痛，但这种唇膏含有违禁药物类固醇。她被禁赛 18 个月，意味着她肯定会错过 2018 年冬季奥运会。这也是个富有争议的案件，因为唇膏包装上标示着含有兴奋剂的明确警告，但她的医生却说没看到。

约豪格体内极少的药量表明，没有任何出格的事情发生。然而，考虑到这位运动员只是想治疗她嘴唇上的伤口，对她禁赛的时间似乎也太长了。

还有另一类无意的违规行为，就是与被禁用物质接触或污染有关。在很多情况下，运动员都会使用营养补充剂，但其生产过程可能导致营养补充剂被某些禁用物质污染。这

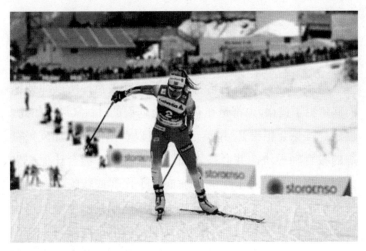

特蕾莎·约豪格因使用唇膏被禁赛

类案件的上诉很少能成功，因为很难确定污染源头；而且运动员负有举证责任，来证明这些情况不是故意的。即便上诉成功，运动员也只能被减轻处罚，而不能完全免除。只有寥寥无几的少数人因接触污染的案例上诉成功。加拿大残奥会运动员杰夫·亚当斯（Jeff Adams）证明了，在他的样本中发现的可卡因，来自他晚上外出时遇到的一名女子。然而，他的案件也花了两年时间才解决，他的职业生涯也就此结束了。还是同样的原因，围绕这类案件的巨额花费、漫长等待和公开曝光，都可能会妨碍许多运动员提出上诉。他们唯一的选择，就是接受处罚并被禁赛，污染范围包括食品、饮料，甚至当地的饮用水。"严格责任"原则的严苛性，会导致许多不公平的结果[17]。

业余运动员与兴奋剂

精英职业运动员通常都有后勤辅助人员，所以即使他们偶尔犯了错误，也都是在有人留意他们的时候（尽管如此，也还是难免会犯错）。精英运动员可以负担得起参加反兴奋剂的教育辅导班，并会被告知服用兴奋剂可能会让他们失去职业生涯。而对于那些参加低水平比赛或较晚才参加竞技运动的运动员来说，情况就大不相同了。即使他们也大致都知道一点反兴奋剂的泛泛规则，但很可能没有人会告诉他们有关药物政策和药物本身的复杂性，还有那些等待着他们的无意的陷阱。

威尔士橄榄球运动员肖恩·克利里（Shaun Cleary）在一次重新安排的友谊赛后，在他的尿样中发现了可卡因，他因此被禁赛。他是几天前服用的这种药，但体内仍有残留。他被禁赛两年，尽管他从未接受过反兴奋剂的相关教育或建议，也没有参加过有不定期检测的高竞技水平的比赛。

荷兰长跑运动员欣克·舍克尔（Hinke Schokker），在30多岁时才开始参加正式比赛。35岁时，她使用的一种药物中莫达芬尼的检测结果呈阳性，而她在几十年的时间里都在使用这种药来治疗多动症（ADHD）。由于莫达芬尼具有兴奋特性，因此在比赛之外可以使用，但在比赛中不能使用。她在比赛的前4天服用了该药，在比赛时提供的尿样中发现了很低的含量。对舍克尔的命运做出决定的过程，花了一年多的时间（部分原因是新冠病毒大流行而推迟），她最终被禁赛18个月。在此期间，出于理想的幻灭和专注于体育之外事业的需要，她退出了这项体育运动。舍克尔对"田径联盟"（Athletics Union）表示不满。据她说，该田径组织并没有向她明示，她使用的药物将违反兴奋剂的规定。因为如果被告知，她本可以申请豁免使用治疗多动症的药物，然后再使用它就不会发生任何问题了[18]。

另一种不公正的案例，是关于美国的一些案例，在这些案例中，医生为年长的男性运动员开具睾酮处方，以治疗他们的健康问题。有两起这类案子，运动员杰夫·哈蒙德（Jeff Hammond）和罗杰·温兹尔（Roger Wenzl），俩人都60多岁，没有接受过任何反兴奋剂的宣传教育。哈蒙德最后选择停止训练和不再参加自行车比赛，同时使用激素进行治疗。温兹尔曾寻求建议，但他却接受了针对性的检测，结果呈阳性，被禁赛两年。他后来悲惨地死于癌症，并且被不公平地贴上了"吃兴奋剂的人"的标签[19]。

　　这些业余运动员的案例，充分显示了世界反兴奋剂机构的权威无处不在。如果俱乐部本身是一个体育联合会的成员，并且该联合会又是《世界反兴奋剂条例》的签署人，那么该俱乐部的所有成员就都会受到世界反兴奋剂机构及其利益相关者的管辖。他们可以在任何时间、任何一天被要求进行检测，也可以因为他们并不理解的违规行为而被禁止参加体育活动。一旦被禁止，这些运动员还将面临"禁止关联"规则的制约，这意味着他们不能参加任何体育训练或比赛项目。在最坏的情形下，他们甚至都不能带自己的孩子去参加当地的体育课程和体育比赛。可见，反兴奋剂运动的触手之广、之深，然而还有许多业余运动员对此并不知晓，不晓得他们会受到怎样严重的影响。"干净体育"的理想，需要付出沉重不堪的代价。

克服有组织使用兴奋剂，需要运动员合作

反兴奋剂工作的出发点，是基于这样一种怀疑：只要有机会，所有运动员都会服用兴奋剂。这种怀疑出于两点理由，第一个理由就是刻板印象，这种刻板印象被各种调查不断强化着，而那些调查的目的无非就是想证明，所有运动员都会为了比赛的成功而甘冒生命危险（包括使用兴奋剂）；第二个理由就是，有相当多的运动员都正在故意作弊的这种观念。很多书籍的标题都夸张地描述了这一点，比如巴里·霍利汉（Barrie Houlihan）在 2002 年发表的分析报告，由欧洲委员会出版，题为《死了都要赢：体育中的兴奋剂和反兴奋剂政策的发展》。霍利汉的书，封面是一张自行车选手汤米·辛普森的黑白照片，辛普森的样子看起来很疲惫，照片就是他在凡图山上昏倒前不久拍的。即使是那些进行兴奋剂流行情况调查的研究人员，可能也无法停下来，反思一下，在过去 12 个月时间里的任何时候，即使一名承认了服用过禁药的运动员，可能也并不是出于故意或定期使用违禁药物。事实上，他们甚至可能已经成功地申请了治疗用途的用药豁免。与那些时不时就将使用兴奋剂描述为一种"道德恐慌"的媒体一样，一些学者也助长了这样一种观点：使用兴奋剂是如此司空见惯，如果没有反兴奋剂的政策来阻止运动员，他们就可能会冒致命的风险服用这些违禁药物。

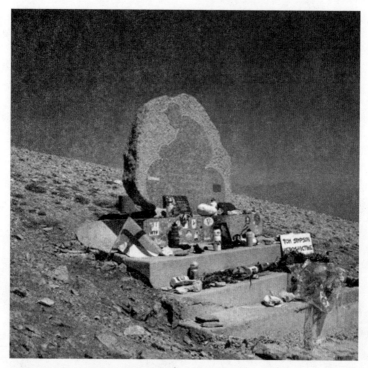

法国的凡图山，汤米·辛普森的纪念处

　　然而，事实证据却是充满矛盾的。研究人员试图评估和预测兴奋剂使用状况的一种方法，是通过使用社会心理工具，包括《兴奋剂使用态度量表》（PEAS）。这些研究得出的结论，并不支持运动员如果有机会就会服用兴奋剂的这种假设。例如，2018年的一项研究使用了340名波兰运动员的PEAS样本，结果该研究发现，力量型运动员和举重运动员对使用兴奋剂的意愿更高，但总体结果显示，普遍来说运动员们是支持反对兴奋剂的 [20]。这些研究还发现，也不能把一个人的意愿或观点与他的实际行为画上等号。仅仅因为某个运动员认为使用兴奋剂在某种程度上是可以接受的，这本身并不意味着他就曾经使用过或将来会使用兴奋剂。

这种对运动员群体过分简单化的刻板印象，也会影响到政策的制定。一个关键的问题是，《世界反兴奋剂条例》的制定，并未征求过现役运动员们的意见，而将来该条例所约束的对象恰恰正是这些人。这表明，人们对运动员缺乏信任，而运动员在如何监管自己这方面应该拥有集体发言权。然而，目前这种"一刀切"的政策，其主要问题之一就在于，并不是所有类型的兴奋剂都适用于所有体育项目，而这可以很容易地从运动员那里问出来，具体某个运动项目都用哪些药物和用药方法。让运动员参与到关于体育意义的对话中来，可能会让人们更广泛地接受提高运动能力的合理逻辑，并找到更好的方法来管理运动员对自身进步和提高能力的需求。这一点尤其重要，因为体育运动是出了名的充满危险。一些研究表明，运动员在"受到诱惑的时刻"，或者更确切地说，在"在绝望的时刻"，他们愿意服用兴奋剂的风险更高。这些关键时刻可能包括：面临受伤、可能被团队淘汰、向更高级别的冲刺阶段。在这种情况下，他们可能会使用营养补充剂，也可能会使用常规药物，而不一定就非要使用那些强力兴奋剂。理解和同情，比动不动上来就假定运动员总是会作弊，也许更加能体现政策的人性化，也可能会带来更好的政策。

研究还表明，运动员们都普遍支持反兴奋剂的原则，只是担心其实际操作和实际效果。在 2016 年，对来自 51 个国家和 4 个国际体育联合会的 261 名优秀运动员做了一项研究，研究报告的作者安娜·艾佛尔斯特罗姆（Anna Efverström）及其同事们发现，"运动员们并不是在质疑药物规则的合法性，而是对实践过程中，具体执行这些原则和规则的方式方法的合理性感到担忧，特别是在隐私保护、效率低下、一视同仁及运动员参与反兴奋剂工作等方面[21]。"另一位研究员玛丽·奥弗比（Marie Overbye）的研究表明，尽管大多数接受调查的丹麦运动员都对本国反兴奋剂体系的运作感到满意，但他们对其他国家有所质疑："大多数发表了意见的运动员认为，某些国家的兴奋剂检测体系不够全面，或者认为某些国家为了赢得奖牌而降低了对兴奋剂的控制[22]。"

约翰·格里夫斯（John Gleaves）和阿斯克·维斯特·克里斯蒂安森（Ask Vest Christiansen）三人所做的一项研究，进一步证实了这一点。他们还发现，运动员"普遍对目前的体制及其统一反兴奋剂工作的宏伟目标表示满意"。然而，在更具体的细节上有着不同的看法。

运动员们还对以下 4 个具体问题密切关注。

①在某项体育赛事中对所有运动员采用公平和一贯的规则。

②运动员有义务报告他们自己的行踪。

③运动员面临违规指控时的正当的、畅通的申诉渠道。

④能否让运动员真正参与到政策制定的过程和处罚决定的过程[23]。

以上这些发现，也同样反映了加拿大运动员贝琪·斯科特（Beckie Scott）、英国运动员卡勒姆·斯金纳（Callum Skinner）和阿里·贾瓦德（Ali Jawad）等，对世界反兴奋剂机构的越来越强烈的批评。更具体地说，对世界反兴奋剂机构的最新指责就是，该机构在处罚俄罗斯的系统性的兴奋剂计划方面做得不够。如果明显的、有组织的作弊行为没有受到惩罚，那么运动员们就会感到自己被人出卖了。

未来之路

我们不能忘记，反兴奋剂工作的规则框架建立于 20 世纪 60 年代，其关注的重点是兴奋剂和比赛奖牌获得者。其中的想法很简单，如果两名运动员的情况旗鼓相当，那么其中一人就不应该因受益于人工兴奋剂提供的短期刺激而赢得比赛。随着时间的推移，由于担心运动员的健康问题，这一框架又得以扩展，所有运动员都将受到反兴奋剂条例的约束。使用兴奋剂和比赛成绩之间的关系不再是关键：服用兴奋剂的运动员能否取得更好的成绩，这一点已不再重要，重要的是维护规则和实施处罚。

随着要确保每个人都遵守规则变得越来越困难，运动员的权利被剥夺，这意味着"严格责任"和过度监督被强加在他们身上，而这一切都是基于一种毫无根据的怀疑心态和错误观念，即认为所有运动员都会愿意为他们的奖牌而去死。对这种做法的任何不满或抱怨，都会被断然拒绝，并且会被扣上破坏"干净体育"的大帽子。而那些基于各方面的不平等因素（经济的、社会的和政治的）的任何其他形式的折中方案，都会被批驳为无视兴奋剂带来的健康风险和体育运动的纯洁性。甚至科学研究也不再那么关注监管本身的需求，而是更多地去关注规则的性质、如何理解运动员的潜在风险因素，以及如何支持预防策略。

我们的问题是，是否有可能设计出这样一个兴奋剂的控制系统，它既能预测和防止有组织的使用兴奋剂，同时又能避免对个别运动员的不必要惩罚。这个反兴奋剂的控制系统必须要能更好地做到：防止类似俄罗斯的丑闻再次出现、防止小团队集体决定使用兴奋剂、防止腐败的体育领导人强迫、允许和掩盖兴奋剂的使用。同时，这一系统也需要改善运动员的境遇，运动员们不希望时时都在被监控，运动员们不希望被一些无意的违规行为毁掉自己的体育生涯，从而严重损害自己的个人生活和职业生活。

我们的第一项建议是宏观的：改变公众对"使用兴奋剂"的理解和共识。通过更公开地探讨体育运动的本质，来解释和说明提高体育运动能力究竟意味着什么。提高运动能力的各种方法，对体育运动的成功至关重要。用约翰·霍伯曼（John Hoberman）的话来说，运动员就是"肉身发动机"，他们职业发展的每一阶段，都是科学分析和研究的重点。设备、训练策略、心理干预、饮食、休息和睡眠，以及他们的整体生活方式，所有这一切，都是提高运动能力的逻辑和方法的组成部分。《禁用物质和禁用方法清单》并不是"干净纯粹"体育的机制，所谓"干净纯粹"体育，是在 20 世纪中叶，由那些业余体育的理想主义者提出来的。现在，已经没有不使用兴奋剂的运动项目了，当然也没有一项运动项目不是以这样或那样的方式在增强的。这个禁用清单就好比是在沙滩上随手一画，画出了一条界限，而不是试图在现有科学和目前道德的基础上，去界定哪些是"可接受的"的物质或方法，哪些是"不可接受的"。此外，在对这些物质构成健康风险的实际潜力或它们在提高运动能力方面的价值进行任何研究之前，许多物质就已经被列入了禁用清单。这份禁用清单是猜测性的，是基于少数几个科学家的主观判断，而且这些科学家匿名至今。

有了上述这些共识和理解上的转变，**我们的第二项建**

议是要采取行动：改变禁止某种物质或方法的政策所依据的标准。正如我们所指出的，目前的兴奋剂政策是基于三选二的模式，即健康、能力提高和"体育精神"。我们建议政策应基于二选二的模式，所谓的"体育精神"标准是模糊的，也是多余的，应该删除。因此我们建议，任何被禁止的物质或方法，都必须同时满足两条：既对运动员的健康有风险，又有明显的提高运动能力的效果。理想情况下，这两条标准都必须是基于证据的，而不是基于猜测的。此外，我们还建议，某些物质只应在数量超过既定的阈值水平时才该禁止，也就是说，在这种数量下使用，健康会受到威胁并能提高运动能力，而痕量物质则不符合这两项标准。此外，休闲娱乐性药物不符合这些标准，将由国家和地方政府进行监管。这些改变，将更有效地降低检测成本，并减少情节轻微或非故意情况的上诉案件的数量。此外，各单项体育联合会可以在其特定的运动项目中，优先选择控制某些物质和某些方法。最重要的是，这将防止运动员因无意或娱乐性使用药物而受到处罚。

　　我们的第三个建议是关于运动员的保护，重点是宣传教育、检测和处罚三个方面。第一个方面，应该要求运动员接受有关使用兴奋剂问题的全方位的教育。他们应该了解，在道德意义上提高运动能力意味着什么、使用兴奋剂对他们的身心健康都有什么风险、到底都有哪些物质是被禁止的、如何避免无意中服用兴奋剂，以及根据他们的运动项目、年龄和竞技水平，如何选择更好的营养方法来提高能力。重要的是，在他们没有接受过这种教育之前，不应对他们进行药物检测。在实践中，这可能意味着在他们接受相关教育之前，他们不能参加全国性的比赛，或者在业余水平和娱乐水平的比赛中，不进行药物检测。年轻运动员需要更多的保护，他们的父母也应该成为对他们教育过程的一部分。

药物检测系统应该继续存在，但应该更加合理化。应该给予运动员以不受监控的喘息时间，比如节假日和晚上在家的时间，就不应该再对运动员进行检测。药物检察官不应强行进入他们家中，应该考虑其他的方法，比如在可行的地方建立本地化的检测中心。对尿样采集的监督过程，也应该是合理的和人道的。世界反兴奋剂机构应该找到一种办法，不再需要直接观看运动员收集自己的尿液。那些持怀疑态度的人可能会说，如果没有近身的监视，作弊的运动员就会找到方法调换尿样。然而，有很多关于不必要监视取样的情形，而且很明显也很紧迫的一点就是，对于那些年轻的运动员来说，尤其不应该让陌生人跟着他们一起上厕所而且还被强迫露出自己的生殖器。

所有这些关键性的问题，都是由于检测兴奋剂需要尿样而引起的。因此，全球体育当局应该考虑的解决方案是，更多地关注不需要尿样的检查和分析方法。2010 年，由纳威德·德希穆克（Nawed Deshmukh）领导的一组科学家，开发了一种头发分析检测的方法，这种方法可以用头发检测出两种常用的类固醇，诺龙（19- 去甲睾酮）和司坦唑醇（尽管我们还不能假设所有运动员都有足够的头发来供检测）。他们在 180 个参与者的样本中，发现了 11 个使用类固醇。不过，这种方法也存在一些潜在的失准风险，也就是说，它与在比赛之前的用药时机和用药量有关。尽管如此，值得我们注意的是该研究者所给出的暗示，他批评了现有的尿样检测方式，并呼吁需要对其做出改变。

得到的结果表明，这些头发分析方法的应用，可以检测两种低浓度的类固醇，从而大大减少所需的头发数量。这些新方法补充了尿液分析或血液检测，并促进了兴奋剂检测制度的改进。头发分析的好处有：非侵入性、可忽略的极小的感染风险、简便轻松的样本采集和存储方式，减少了被篡改和交叉污染的风险。由于这种检测方式的时间窗口很长，因此它也提供了一种赛外检测的替代方法 [24]。

违规处罚也需要继续实施，但应针对那些最恶劣的违规者和教唆者。应该给予检测呈阳性的运动员一个快速申诉的机会，最好是在他们的违规行为被公开之前。如果他们能提供有力的证据，并证明自己的阳性结果是无意的，那么就应该减轻处罚。如果在比赛结果上没有明显的利益诉求，再加上尿样或血样中药物含量的证据，该违规行为和处罚，就都应予以撤销。如果违规罪名成立，那么运动员的后勤辅助人员也应受到调查，并也要受到处罚。如果有运动员被强制服药的证据，那么对真正的违法者应适当加大处罚力度，而对运动员应适当减轻处罚。处罚应根据这些具体情况而定：他们之前接受的反兴奋剂教育的次数，健康风险的程度，运动能力提高的程度，以及兴奋剂可能产生影响的竞争场合。如果对运动员的处罚决定被公开宣布，那么则应同时公开其违规行为的具体细节。在目前的制度下，所有的兴奋剂案件看起来都是一样的，因为公告通常只是简单地说明运动员的药检呈阳性，并受到了处罚。然而，并非所有的处罚决定都是因为运动员的蓄意欺骗，这一点在正式报告中也应该公开出来。

我们的第四项建议，就是在所有国家都建立一个平等的制度，来解决有关的费用问题，以支持有关的宣传教育、药物检测和申诉事宜。建立一个集中的财政模式，来管理每个国家的每位运动员的平均费用，并资助那些低于富裕国家水平的较贫困国家。此外，还应该有一个独立的机构来审查各个体育组织的工作，特别是对那些曾被怀疑存在潜在腐败、掩盖或脱离反兴奋剂工作的组织或机构。另外，还应建立一套制度，要对处罚决定的公正性、一致性和相称性进行审计，并为无力支付法律顾问费用的运动员提供广泛的法律援助资金。目前，一个长期存在的问题是，不同国家的检测结果，差异性很大，这种国家间的差异必须解决。而要做到这一点，可以让所有的体育联合会都对标同一套标准，统一检测的次数，并把检测的重点放在精英体育上。检测的科技方法，只有当它在全球体育界中的应用水平达到平衡发展之后，才能真正有助于提高检测的公平性。

至关重要的是，上述的这些变革建议，都应与世界反兴奋剂机构和运动员的代表团体进行讨论。反兴奋剂工作的未来应该是现实主义的而不是理想主义的、应该是以运动员为中心的而不是自上而下的、应该是注重教育和帮助而不是简单的惩罚，而且工作的重点应该放在风险最高的地方。

如果想要让运动员参与到管理和决策之中，那就应该对现有的运动员代表团体已经提出的一些关键问题有所认识。世界运动员协会代表着一百多个运动员协会的运动员，涵盖着六十多个不同的体育项目。在一份政策简报中，它总结了其所关注的优先事项。

> 许多运动员协会担心，《世界反兴奋剂条例》及WADA 的治理结构和角色，再加上国际体育仲裁院（ICAS），已经提供了一个全球性的反兴奋剂制度，但是这个制度不能有效地保护体育运动不受兴奋剂的影响，因而也就不能维护那些清白运动员们的利益；处罚不公和不成比例，对那些非"作弊者"运动员的惩罚过于严苛。

他们的全面解决方案是，反兴奋剂政策不应该由一个具有全球权威的组织来决定，而是应该由包括运动员在内的集体谈判来决定，就像一些美国的职业团体项目已经在做的那样。其目标是制定出适用于每项运动、有效的和公平的规则，并得到受其影响的运动员的同意。世界运动员协会还提出了其他亟待解决的细节问题，具体如下。

√ 承认运动员自己选出的运动员代表。

√ 健全独立的反兴奋剂政策和实施。

√ 可靠透明的科学方法。

√ 重点抓作弊者，而不是"无意的兴奋剂使用者"和其他违反技术性规则的行为。

√ 承认运动员的基本人权。

√ 严厉但适度的惩罚。

√ 适应职业团体运动的需要。

√ 公平独立的仲裁制度。

√ 成瘾药物和滥用药物的康复治疗。

√ 对反兴奋剂政策的有效性进行客观、透明的衡量和评估。

如果要走这样一条新路，就意味着要脱离世界反兴奋剂机构在第一版《世界反兴奋剂条例》中就提出的、并自那以后都在一直寻求扩张的勃勃雄心。这也意味着要开始信任运动员们，不再把他们都视为潜在的兴奋剂使用者，而是开始尊重他们的基本人权和公民自由。是时候把体育运动看作只是运动员们的一份工作，而不是他们的全部生活方式，并意识到如果运动员因为禁赛被迫中断这份工作，乃至被迫完全退出体育赛场，那么他们的金钱收入、人际网络、个人声誉和身份地位，都将遭受巨大损失，这可能会彻底毁掉他们的人生。如果反兴奋剂真的是为了保护运动员的健康，那么世界反兴奋剂机构就需要重新考虑它目前的做法。

然而，重要的是要以一种有组织的方式去征求并尊重运动员们的意见。目前的《世界反兴奋剂条例》的修订和磋商程序，包括了所有的利益攸关方，这就意味着运动员的意见会被淹没在五花八门的提案的汪洋大海里。我们建议引入一个专门针对运动员的新咨询机制，并包括休闲运动员、准精英运动员和年轻运动员。协商可以采取全球调查的形式，翻译成多种语言，每年一次。运动员的建议提案将会匿名，这样，运动员们就可以诚实回答问题。调查结果将由一个独立的组织负责分发和收集，然后汇总报告提交给世界反兴奋剂机构和所有主要的体育联合会和赛事活动的组织者。世界反兴奋剂机构需要接受这些建议，或者至少要说明拒绝这些建议的充分理由。调查的重点，可以是运动员如何看待当前兴奋剂监管体制的优缺点，以及他们希望改变什么及为什么改变。结果可以根据运动类型

（个人项目与团体项目）、国家、性别、年龄和比赛水平来区分，以寻找任何可行的模式，然后相应地实施改革。

总的来说，我们在这里提出的这些建议，只有在支持运动员的情况下才有价值。收集运动员想要改变的意见，将为制定任何政策建议提供更强有力的基础。回应并不容易，而且需要时间。然而，有迹象表明，世界反兴奋剂机构可能会愿意倾听。

例如，2021年版的《世界反兴奋剂条例》包括将娱乐性药物使用的禁令减少到标准的3个月。虽然我们对《世界反兴奋剂条例》的某些方面不满，但我们对未来的发展并不完全悲观。新的倡议需要公开讨论，运动员应该是这一过程的前沿和中心。只有这样，反兴奋剂工作的失败和关键问题，才能得到妥善解决。反兴奋剂工作的历史表明，传统的威权模式会带来残酷的后果，成效也很有限。反兴奋剂工作的未来可以做到与现在不同，更民主、更人道、更尊重，但前提是运动员能够参与其中，运动员的意见有人愿意倾听。

参考文献

［1］ I. Waddington and V. Møller, 'WADA at Twenty: Old Problems and Old Thinking?', *International Journal of Sport Policy and Politics*, XI/2 (2019), pp. 219–31.

［2］ A. Brown, 'Romanian NADo Instructed Lab to Cover Up Positive Tests', www.sportsintegrityinitiative.com, 14 June 2019.

[3] S. Ingle, 'How Lamine Diack's 16-Year Reign in Charge of IAAF Led to a Jail Term', *The Guardian*, 17 September 2020.

[4] O. de Hon, H. Kuipers and M. van Bottenburg, 'Prevalence of Doping Use in Elite Sports: A Review of Numbers and Methods', *Sports Medicine*, XL/1 (2015), pp. 57–69.

[5] A. Brown, 'Decline in Testing in Tennis Illustrates Impact of Covid-19 on Anti-Doping', www.sportsintegrityinitiative.com, 4 February 2021.

[6] E. Boye, 'Detection of Recombinant EPo and Innocent Athletes', Perspectives on Doping and Anti-Doping series, International Network for Doping Research, 1 December 2020.

[7] 'I Have Never Doped So to Be There at All Was Shocking to Me', www. the42.ie, 14 October 2016.

[8] A. Kessel, 'Callum Priestley Suspended After Positive Drugs Test', *The Guardian*, 5 March 2010.

[9] H. Robertshaw, '"One of the Biggest Injustices in Sport": Alberto Contador Still Angry At Doping Ban and Loss of Grand Tour Titles', *Cycling Weekly*, 26 September 2017, at www.cyclingweekly.com.

[10] N. Butler, 'Mexican Fencer Cleared of Wrongdoing After Re-Analysis of "Positive" Drug Test', www.insidethegames.biz, 18 October 2016.

[11] C. De Silva, 'Shane Warne Recalls Biggest Regret from 2003 Suspension for Banned Substance', wwos.nine.com.au, 12 May 2020.

[12] 'Zach Lund Takes Break from Skeleton', www.espn.com, 12 November 2010.

[13] D. Roan, 'Mark Dry: Hammer Thrower Says Doping Ban Is Miscarriage of Justice', BBC, www.bbc.co.uk/news, 14 May 2020.

[14] Ibid.

[15] 'Rio 2016 Olympics: Lizzie Armitstead Defends Missed Drugs Tests', BBC, 3 August 2016.

[16] J. Austin, 'Jarrod Bannister Dead: Commonwealth Games Gold Medallist Dies Suddenly Aged 33', *The Independent*, 9 February 2018.

[17] P. Dimeo and V. Møller, *The Anti-Doping Crisis in Sport: Causes, Consequences, Solutions* (London and New York, 2018).

[18] S. Anderson, 'Hinke Schokker, Suspended Due to Doping, Has Let Go

of Athletics', *Leeuwarder Courant*, 24 June 2020, http://lc.nl; see also H. Schokker, Perspectives on Doping and Anti-Doping series, International Network for Doping Research, 15 March 2021.

[19] Dimeo and Møller, *The Anti-Doping Crisis in Sport*.

[20] K. Sas-Nowosielski and A. Budzisz, 'Attitudes Toward Doping among Polish Athletes Measured with the Polish Version of Petroczi's Performance Enhancement Attitude Scale', *Polish Journal of Sport and Tourism*, XXV/2 (2018), pp. 10–13.

[21] A. Efverström, N. Ahmadi, D. Hoff and Å. Bäckström, 'Anti- Doping and Legitimacy: An International Survey of Elite Athletes' Perceptions', *International Journal of Sport Policy and Politics*, 8 (2016), pp. 491–514; p. 491.

[22] M. Overbye, 'Doping Control in Sport: An Investigation of How Elite Athletes Perceive and Trust the Functioning of the Doping Testing System in Their Sport', *Sport Management Review*, XIX/1 (2016), pp. 6–22; p. 6.

[23] J. Gleaves and A. V. Christiansen, 'Athletes' Perspectives on WADA and the Code: A Review and Analysis', *International Journal of Sport Policy and Politics*, XI/2 (2019), pp. 341–53; p. 341.

[24] N. Deshmukh et al., 'Analysis of Anabolic Steroids in Human Hair Using LC-MS/MS', *Steroids*, LXXV/10 (2010), pp. 710–14; p. 710.

拓展阅读

[1] Andreasson, J., and A. Henning, *Performance Cultures and Doped Bodies: Challenging Categories, Gender Norms, and Policy Responses* (Champaign, il, 2021)

[2] Assael, S., *Steroid Nation: Juiced Home Run Totals, Anti-Aging Miracles, and a Hercules in Every High School: The Secret History of America's True Drug Addiction* (New York, 2007)

[3] Beamish, R., and I. Ritchie, *Fastest, Highest, Strongest: A Critique of High-Performance Sport* (London and New York, 2006)

[4] Chambers, D., *Race Against Me: My Story* (London, 2009)

[5] Dasgupta, L., *The World Anti-Doping Code: Fit for Purpose?* (Oxford, 2019)

[6] —, *Doping in Non-Olympic Sports: Challenging the Legitimacy of wada?* (Oxford, 2022)

[7] Dimeo, P., *A History of Drug Use in Sport, 1876–1976: Beyond Good and Evil* (London and New York, 2007)

[8] —, and Møller, V., *The Anti-Doping Crisis in Sport: Causes, Consequences, Solutions* (London and New York, 2018)

[9] Dubin, C., *Commission of Inquiry Into the Use of Banned Practices Intended to Increase Athletic Performance* (Ottawa, 1990)

[10] Fincouer, B., J. Gleaves and F. Ohl, eds, *Doping in Cycling: Interdisciplinary Perspectives* (London and New York, 2020)

[11] Fainaru-Wada, M., and L. Williams, *Game of Shadows: Barry Bonds, Balco, and the Steroids Scandal That Rocked Professional Sports* (New York, 2006)

[12] Gleaves, J., and T. M. Hunt, *A Global History of Doping in Sport: Drugs, Policy, and Politics* (London and New York, 2015)

[13] Hamilton, T., and D. Coyle, *The Secret Race: Inside the Hidden World of the Tour de France: Doping, Cover-ups, and Winning at All Costs* (London, 2012)

[14] Henne, K., *Testing for Athlete Citizenship: Regulating Doping and Sex in Sport* (New Brunswick, nj, 2015)

[15] Hoberman, J., *Mortal Engines: The Science of Performance and the Dehumanization of Sport* (New York, 1992)

[16] —, *Testosterone Dreams: Rejuvenation, Aphrodisia, Doping* (Berkeley, ca, 2005)

[17] Houlihan, B., *Dying to Win: Doping in Sport and the Development of Anti-Doping Policy* (Strasbourg, 2002)

[18] Hunt, T. M., *Drug Games: The International Olympic Committee and the Politics of Doping, 1960–2008* (Austin, tx, 2011)

[19] Krieger J., *Dope Hunters: The Influence of Scientists on the Global Fight Against Doping in Sport, 1967–1992* (Champaign, il, 2016)

[20] McArdle, D., *Dispute Resolution in Sport: Athletes, Law and Arbitration* (London

and New York, 2015)

[21] Mazanov, J., *Managing Drugs in Sport* (London and New York, 2018)

[22] Millar, D., *Racing Through the Dark: The Fall and Rise of David Millar* (New York, 2011)

[23] Modahl, D., *The Diane Modahl Story: Going the Distance. The Heartbreaking Truth Behind the Headlines* (London, 1995)

[24] Møller, V., *The Ethics of Doping and Anti-Doping: Redeeming the Soul of Sport?* (London, 2010)

[25] —, I. Waddington, and J. Hoberman, eds, *Routledge Handbook of Drugs in Sport* (London, 2017)

[26] Read, D., J. Skinner, D. Lock and A.C.T. Smith, *wada, the World Anti-Doping Agency: A Multi-Level Legitimacy Analysis* (London and New York, 2021)

[27] Rodchenkov, G., *The Rodchenkov Affair: How I Brought Down Russia's Secret Doping Empire* (London, 2020)

[28] Taylor, W., *Macho Medicine: A History of the Anabolic Steroid Epidemic* (London, 1991)

[29] Waddington, I., and A. Smith, *An Introduction to Drugs in Sport: Addicted to Winning?* (London and New York, 2009)

[30] Walsh, D., *Seven Deadly Sins: My Pursuit of Lance Armstrong* (London, 2012)

[31] —, *The Russian Affair: The True Story of the Couple Who Uncovered the Greatest Sporting Scandal* (London, 2021)

[32] Woodland, L., *Dope: The Use of Drugs in Sport* (London, 1980)

图片说明

本书著者和出版商对以下的图片提供者及获准使用表示感谢。我们已尽一切努力联系版权方，但如果有任何我们无法联系到的或确认有误的方面，请与出版商联系，我们会在以后的版本中做出全面调整。

朱尔斯·博（Jules Beau）收藏，伽利卡（Gallica）数字图书馆：第 14 页；

彼得·柯比什利（Peter Curbishley）：274 页；

荷兰国家档案馆：第 25、94、108、118 页；

Fotocollectie Anefo：第 122、126 页；

国际奥林匹克委员会：第 20 页；

洛杉矶时报摄影集：第 71 页；

英国国家医学图书馆：第 19 页；

路透社 /Alamy Stock 图片社：第 196 页；

德国基尔城市档案馆：第 106 页；

惠康信托基金会：第 16 页；

维基共享资源网：第 24、83、124、216、227、243、245、245、269 页。

致　谢

　　我们要感谢在撰写本书期间提供帮助的人们。首先感谢 Reaktion 出版社的戴维·沃特金斯（David Watkins）和玛莎·杰（Martha Jay），他们两位对本书的编辑工作给予了全程指导。我们也要感谢我们的诸位同行：杰斯珀·安德亚森（Jesper Andreasson）给予我们的反馈和建议十分宝贵；约尔格·克里格（Jörg Krieger）、弗纳·莫勒（Verner Møller）、阿斯科·维斯特·克里斯蒂安森（Ask Vest Christiansen）和约翰·格里夫斯（John Gleaves），他们为我们的工作提供了深刻见解和热情帮助。

　　我们还要感谢国际兴奋剂研究员网络（INDR）的成员们在过去几年里为我们提供的各种信息。斯特灵大学的朋友和同事们对我们完成本书也至关重要。戴维·麦卡德尔（David McArdle）是建议我们写作本书的核心人物，是他一直在督促我们前行。我们也要感谢斯蒂芬·莫罗（Stephen Morrow）和科林·莫兰（Colin Moran）的不懈帮助。最后，我们要感谢 S3RG 小组的各位同事。谢谢大家！